# ASILE PUBLIC

# SAINT-ATHANASE

## A QUIMPER.

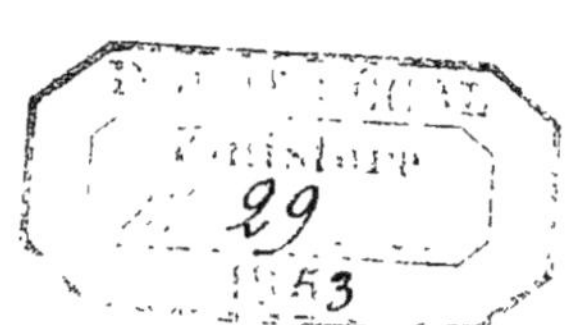

# CONSIDÉRATIONS

## MÉDICALES ET ADMINISTRATIVES

SUR

## LE DÉVELOPPEMENT

DE

# L'ASILE PUBLIC S<sup>T</sup>-ATHANASE

## A QUIMPER

### DE 1826 A 1853.

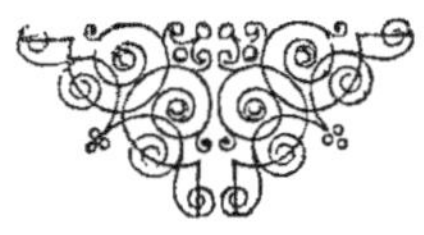

## COMPTE-RENDU

### PAR LE DOCTEUR FOLLET

MÉDECIN DE L'ASILE DEPUIS 1830

ET DIRECTEUR-MÉDECIN DEPUIS 1840.



## QUIMPER

IMPRIMERIE DE E. BLOT.

— Juillet 1853. —

DÉPARTEMENT DU FÍNISTÈRE.

SERVICE DÉPARTEMENTAL DES ALIÉNÉS

A QUIMPER.

(DIVISION DES HOMMES).

# ASILE SAINT ATHANASE.

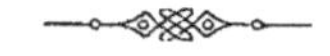

# CONSIDÉRATIONS MÉDICALES

## ET ADMINISTRATIVES

### SUR LE DÉVELOPPEMENT DE CET ASILE,

### DE 1826 A 1853.

Juillet 1853.

## INTRODUCTION.

### I.

Ce fut en 1824 que le conseil général du Finistère songea à faire quelque chose en faveur des aliénés disséminés dans les prisons, végétant sur de petits hospices, où leur position s'aggravait.

L'idée première ne put être de fonder à grands frais un service indépendant pour les deux sexes; mais de leur ouvrir avec économie deux divisions annexées aux hospices civils de Quimper et de Morlaix.

Ce projet fut d'autant plus honorable qu'il devança de quatorze années les vues qui, en 1838, furent sanctionnées par une loi; mais il fut conçu dans un moment où l'on n'était point à même de bien déterminer ce qu'il fallait admettre.

Si le conseil s'était ému plus tardivement d'une sollicitude dont peu de départements firent preuve il y a trente ans, l'Asile de Quimper eût profité de l'expérience acquise, et aujourd'hui notre service ne serait pas encore à étudier ce qui doit compléter son développement, tandis que l'état normal est obtenu sur plusieurs départements qui ne se sont mis à l'œuvre que plus de vingt ans après le Finistère.

## II.

L'hospice civil de Quimper, croyant travailler pour lui-même, prit au nord de ses jardins un demi-hectare pour y tracer un parallélogramme sur une ligne de cent mètres.

Sur les cotés est, nord et ouest de ce premier plan, on construisit, aux frais du département, un rez-de-chaussée large de cinq mètres pour une série de trente cellules, ouvrant sur un corridor intérieur de deux mètres de largeur.

Sur le milieu du côté nord fut élevé un étage pour pavillon de surveillance; au sud, le parallélogramme fut clos, et à l'intérieur divisé en 4 sections par des murs.

C'est dans cet état rudimentaire que la division des hommes s'ouvrit le 25 février 1826 comme annexe de l'hospice civil, dont il fallut la détacher, en 1828, pour en faire un service départemental.

Mais telle fut l'influence des dispositions primitives, que l'Asile végéta jusqu'en 1840 dans une position défectueuse, qui ne s'est relevée graduellement que par un système bien étudié de rectifications et de travaux partiels, tant il est difficile de refaire ce qui a été mal conçu.

### III.

La première administration de ce service nouveau dut naturellement se trouver exposée à des erratas, alors qu'il n'y avait rien d'établi sur les principes à suivre dans la fondation et la disposition des asiles d'aliénés.

Il fallut donc passer par de singuliers errements.

En 1828, on fit un immense progrès en réduisant de moitié les trente cellules du premier plan; en 1834–35, on rétrograda en élevant sur la ligne sud vingt cellules défectueuses qu'il a fallu essayer d'améliorer en 1840, pour leur substituer un meilleur système en 1850.

En 1829, on avait été parfaitement inspiré en achetant huit hectares à l'est du parallélogramme, et en 1830, la commission administrative crut devoir en aliéner la moitié.

Le département doit cette première extension du domaine de l'Asile à la famille Guyot, qui, par les dispositions les plus bienveillantes, s'empressa de favoriser l'essor d'un service aussi utile, qui se serait trouvé annihilé sans cette acquisition.

Les quatre hectares conservés furent enclos en 1830.

### IV.

Le premier plan de l'Asile ne fut qu'un triste pénitencier. Pour le métamorphoser, il a fallu consacrer quinze années à le refondre et à l'harmoniser avec un 2ᵉ plan.

En 1837, on commença par élever, sur les aîles nord-est et nord-ouest, l'étage du corps central, qui, en 1847, fut prolongé au nord par un pavillon.

Cet étage fut continué à l'est en 1843, et à l'ouest en 1852.

Le coté sud du parallélogramme fut reconstruit en 1850, et agrandi par un corridor; et la même année, une galerie centrale sépara les deux cours, dont les galeries couvertes datent de 1842.

Le deuxième plan s'est développé à l'est du premier de 1844 à 1848. — Il se compose de deux bâtiments à un étage parallèles nord et sud, adjacents à deux autres édifices homologues, à deux étages, placés en retour d'équerre pour s'aligner à l'est.

En face de cette cour, s'élève la chapelle au milieu des jardins.

L'évolution de ce deuxième plan avait un peu diminué les quatre hectares de 1829, qui vont s'agrandir par l'acquisition de six hectares contigus, passée le 30 avril 1853 avec M. de Laubrière.

Cette deuxième extension de terrain, opérée avec plus de difficulté et de dépense, devient la condition du travail agricole, et d'un troisième plan qui conduira l'Asile à son développement définitif et normal.

## V.

Depuis 1830, nous avons contribué à ces résultats; pour les obtenir, toujours partiellement, au fur et à mesure de l'urgence, il a fallu les justifier par une masse de rapports qui n'avaient de valeur que pour l'Asile.

Cependant, après une longue période de labeur, et au moment où la plupart des établissements publient ce qu'ils ont fait, devions-nous continuer le silence, ne point entrer dans cet échange de relations qui rompt l'isolement et fera progresser les services dans un esprit d'unité?

Nous dirons d'une manière sommaire l'état actuel des bâtiments, la faible source de nos recettes balancées avec les dépenses, les habitudes du personnel, l'économie, la règle du service intérieur, le mouvement des malades, les études à poursuivre afin que cet Asile puisse rivaliser avec les meilleurs établissements.

Pour tempérer les détails de localité qui composent le fond de notre sujet, nous tâcherons d'y généraliser quelques vues qui, peut-être, auront un peu d'intérêt pour ceux qui recherchent le côté pratique de toute chose.

Enfin, l'idée qui nous domine en présentant ces considérations, c'est qu'il est temps d'analyser une période de vingt-sept années, c'est que cette revue rétrospective est pour nous comme un devoir, un acte de haute gratitude auprès du ministre de l'intérieur, qui a beaucoup fait pour cet Asile;

De MM. les Inspecteurs généraux ayant appelé la bienveillance ministérielle sur notre position qui, sans elle, n'aurait pu se relever;

De M. le Préfet du Finistère venant de réaliser l'extension du domaine agricole;

De MM. les Membres du conseil général, aimant à reconnaître que l'Asile du Finistère est un des services qui a le moins coûté à son département.

# BATIMENTS DE L'ASILE SAINT-ATHANASE.

## POSITION.

Placé à un kilomètre de la ville, l'Asile se présente isolé à vingt mètres au-dessus du niveau de l'Odet, sur un plateau prolongé vers l'est, avec légère inclinaison nord et sud, sur deux vallées d'un riant aspect.

Limité au nord par la voie de l'hippodrome, l'Asile domine au sud et à l'ouest les jardins de l'hospice civil, et à l'est se développe sur un rectangle de dix hectares.

Loin d'être gênée par le voisinage, cette position est privilégiée par les conditions les plus favorables à l'hygiène; le quartier du pensionnat embrasse un vaste horizon au-dessus des vallées que parcourent, nord et sud, les routes de Brest et de Lorient.

### DISPOSITIONS INTÉRIEURES.

Les édifices sont réguliers, simples, éclairés des deux côtés, bâtis en moellon à chaux et sable; les encoignures et ouvertures sont en taille, les poutres en chêne, les couvertures en ardoises, avec paratonnerres, tabatières, et gouttières plates emménageant les eaux sur six réservoirs.

L'intérieur, variant de trois à quatre mètres de hauteur, est ventilé par des bouches à soupape, au niveau des planchers et des plafonds. — Nous en avons placé sur l'arête des greniers où l'on dépose le linge sale sur des tringles parallèles à un mètre d'élévation.

. Le rez-de-chaussée est ici asphalté, là muni d'un dallage en granit. — Les cellules et galerie de bains ont un plancher à l'égal des étages. — Au pensionnat et sur quelques sections, on a varié des papiers de tenture; sur d'autres, les murs sont en stuc ayant reçu diverses teintes, et partout règnent des lambris à hauteur d'appui.

Ces boiseries en chêne, châtaignier ou sapin du Nord, sont conservées à l'état naturel par une couche d'huile bouillante, suivie de trois couches de vernis : cette disposition, complétée par des plafonds, des persiennes, des portes sur dix escaliers, favorise l'intérieur où, sans feu, nous avions 5° + 0, et 51° quand au dehors les thermomètres et hygromètres marquaient 3° — 0, et 61° en février dernier.

Aux anciennes portes étroites, basses et chargées de verroux, ont succédé partout des ouvertures à deux panneaux vitrés de 1 mètre 50 de large sur 2 mètres 50 de hauteur, à ceintre surbaissé au rez-de-chaussée, et à plein-ceintre aux étages.

Des fenêtres de même dimension, en fer, ont remplacé, sur le corridor nord, des ouvertures de 80 centimètres carrés, et le mur qui les assombrissait encore à 3 mètres de distance a reçu une grille légère.

Nous n'avons gardé de barreaux que sur treize cellules, dont les portes à claire-voie et à rideaux ouvrent en dehors et en dedans. Pour éviter les barreaux sur toutes les fenêtres du rez-de-chaussée, nous avons adopté un châssis fixe avec vasistas qui, sur le tiers supérieur, maintient la fenêtre ouverte et fermée à la fois.

Le service a douze latrines disposées comme suit ·

Sur les fosses, s'ouvrent, dans l'épaisseur des murs, deux cheminées faisant appel sur les toits; ces lieux, isolés des corridors par un vestibule à persienne, ont encore à l'intérieur des bouches de ventilation, des réservoirs d'eau, des lunettes mobiles et de rechange sous les couvercles.

Nous craindrions d'étendre ces petits détails d'intérieur qui aujourd'hui peuvent se retrouver partout et n'ont de prix, dans cette énumération, que comme contraste avec la nudité, le coup d'œil triste de l'état primitif dont l'entretien jusqu'en 1840 consista dans un badigeonnage au lait de chaux. Les cours ont été plantées, ornées de fleurs, et le premier enclos de 1830, qui ne produisait que du foin, s'est tranformé en jardins variés qui donnent un air de plaisance aux édifices du 2ᵉ plan.

## DESCRIPTION DES PLANS.

Les numéros d'ordre que nous plaçons en tête de chaque indication, serviront à classer chaque pièce ou section sur le plan de M. l'Architecte.

PAVILLON DE 1847 ( CENTRE NORD DU PREMIER PLAN ).

*Rez- de-Chaussée.* — 1. Portail d'entrée pour les voitures. — 2. Vestibule. — 3. Conciergerie. — 4. Parloir. — 5. Cabinet du concierge. — 6. Poste de l'infirmier-major.

1<sup>er</sup> *Étage.* — 7. Logement de l'économe.

PARALLÉLOGRAMME DE 1826, 1<sup>er</sup> PLAN, — REZ-DE-CHAUSSÉE,<br>CORRIDOR NORD ( 100 MÈTRES ).

8. *Section est et ouest.* — Deux rangs de sept cellules d'isolement et de séquestration.

9. *Au centre.* — Salle de garde avec deux annexes pour la réunion des infirmiers, la surveillance continue du corridor et des trois galeries sur les cours.

10. *Au milieu.* — Deux dortoirs de sept lits entre les cellules et la salle de garde.

CORRIDOR SUD PARALLÈLE.

11. *A l'est.* — Huit cabinets à deux lits pour paralytiques et grabataires.

12. *A l'ouest.* — Quatre chambres de quatre lits pour épileptiques.

13. *Au centre.* — Cuisine du deuxième office avec deux annexes pour surveillance de ces deux divisions latérales, ménagée par des arcades vitrées sur les murs intermédiaires.

CÔTÉ OUEST.

14. Ateliers de tisserands. — 15. De cordonniers. — 16. De tailleurs.

17. Salle d'étude pour école primaire, cours de plainchant.

18. Poste de surveillance à l'angle sud–ouest.

CÔTÉ EST.

19. Premier réfectoire du deuxième office : — douze tables, 120 places.

20. Poste de surveillance à l'angle sud-est.

DEUXIÈME PLAN DE 1846, A L'EST DU 1ᵉʳ, REZ-DE-CHAUSSÉE
( BATIMENT SUD ).

21. Deuxième Réfectoire ( 120 places ), se réunissant au premier, à angle droit, sur un vestibule communiquant avec le deuxième office par le corridor sud.

### BATIMENT NORD.

22. Magasin général avec cave.

23. Galerie de bains, dix cabinets, douze baignoires avec annexes, pour : — 24. Bains artificiels. — 25. Cabinets de douches et affusions.

26. Chauffoir et réservoir de 30 mètres cubes.

### PREMIER ÉTAGE ( CENTRE DU PREMIER PLAN ).

27. Bureau de l'économat, au-dessus de la salle de garde, correspondant par des sonnettes et cornets acoustiques.

28. Lingerie centrale avec deux annexes, adjacentes à deux corridors de chambres et cabinets.

### PREMIER ÉTAGE SUR LES DEUX PLANS.

29 à 35. Galerie de six dortoirs ( 141 lits ), désignés sous les noms de Pinel, Marc, Esquirol, Ferrus, Foville, Parchappe, Falret. Chacun de ces dortoirs est dominé par deux postes de surveillance.

36. Infirmerie clinique, 14 lits. — 37. Deux cabinets adjacents pour infirmiers.

38. Salle de réunion et tisanerie. — 39. Officine.

Toutes les portes étant vitrées et larges de 1 mètre

50, le coup d'œil traverse les étages d'un bout à l'autre de l'intérieur.

SUITE DU DEUXIÈME PLAN. — BATIMENT SUD–EST.
PENSIONNAT (30 PLACES).

39. *Soubassement.* — Cuisine du premier office avec six annexes de service.

*Rez-de-chaussée* — 40. Deuxième réfectoire. —41. Salles d'étude. — 42. De compagnie. — 43. De billard.

*Premier étage.* — 44. 1er Réfectoire. — 45. Chambres de première classe et annexes de surveillance.

*Deuxième étage.* — 46. Dortoir et annexes.

*Mansardes.* — 47 Dortoir d'urgence pour le service des indigents ayant un autre dortoir sur le grenier ouest du corps central premier plan.

BATIMENT NORD–EST. — ADMINISTRATION.

48. *Soubassement.* — Écurie, remise, caves.

49. *Rez-de-chaussée et deuxième étage.* —Logement du directeur–médecin.

*Premier étage.* — 50. Bureau de la direction. — 51. Salle d'administration pour la commission de surveillance. — 52. Archives. — 53. Chambre de délibération.

CHAPELLE ( 350 PLACES ).

54. Sacristie. — 55. Tribune d'orgue. — 56. Tribunes nord et sud.

PETITS BATIMENTS DE SERVICE, (COUR NORD).

57. Amphithéatre.

58. Ateliers de menuiserie, serrurerie, tournage. *Petit Pavillon.* Au rez-de-chaussée. —59. Magasin de bois;

au premier étage, 60. Atelier de lingerie. 61. Hangar de 200 stères.

Cette cour a deux portes cochères d'entrée et de sortie, l'une à l'Ouest, l'autre au Nord pour faciliter le mouvement des voitures.

RÉCAPITULATION.

Dans l'état actuel des bâtiments, l'Asile possède-t-il assez de places pour suffire au service ordinaire et aux prévisions de l'avenir ? — Voici notre balance :

Le nombre des malades et du personnel étant en ce moment (Mai 1853) de.................... 250

L'Asile dispose sur :

Les premier et deuxième étages de
7 dortoires, 160 places............. 160

Les surveillances des diverses sections 16

Les chambres et cabinets......... 19

Le rez-de-chaussée. { Ligne sud.. 32 / Ligne nord. 28

Le service de l'infirmerie clinique.. 16

Celui de deux greniers........... 29

TOTAL............. 300

Mais si l'on considère, et nous le démontrerons, qu'il faut déduire du mouvement :

Les lits { De l'infirmerie.. 14 / Des cellules.... 14 / Des greniers.... 29 } 57

243

243

Différence en moins,...... 7

Il s'ensuit que loin de répondre aux prévisions de l'avenir, l'état actuel ne suffit aux besoins du service que d'une manière anormale, c'est une question sur laquelle nous reviendrons.

# RESSOURCES DE L'ASILE.

M. l'Inspecteur de WATTEVILLE, dans un rapport de la plus haute considération sur l'économie des établissements hospitaliers, a démontré que depuis plusieurs années la moyenne du prix de journée est en France de 1 franc 06 centimes.

Déjà plusieurs hospices réalisent plus d'un franc par jour, et malgré la différence des charges qui pèsent sur un service d'aliénés, l'Asile de Quimper ne reçoit par indigent que 90 centimes.

Nous admettons que ce prix puisse être bonifié de 10 centimes par le concours des pensionnaires, mais bien souvent on dépense plus d'un franc par indigent, alors qu'il arrive en haillons, et continue à dégrader tout ce qu'il faut renouveler chaque jour pour son entretien.

Il suffit de prélever ce qu'il faut affecter à la nourriture et l'habillement des employés, pour que la moyenne de 1 franc se réduise à 87 centimes et s'abaisse encore, suivant l'élévation qui vient à se produire dans les articles de consommation.

Souvent, nous avons démontré la faiblesse de nos ressources, et pénétrée de sollicitude sur cette question d'économie, la commission de surveillance a reconnu avec nous, la convenance d'élever au moins de 10 centimes ce tarif de 90 centimes, immobile depuis 1843, malgré le surcroit de nos obligations.

L'administration a pensé qu'il y avait lieu d'attendre parce que dans notre comptabilité, il n'y a jamais eu de déficit; mais nous sentons que souvent il n'a été éludé qu'à force de parcimonie : ainsi nous n'avons pu encore généraliser l'usage du vin, bien nécessaire sous notre climat si variable, à l'égard d'un personnel qui progresse dans l'énervation.

Malgré l'évidence de cette position, il est pourtant des personnes qui nous supposent dans l'abondance ; voici ce qui a pu les tromper.

Les recettes de l'Asile ne découlant que d'un nombre éventuel de journées, calculé quinze à dix-huit mois d'avance, nous avions pris l'habitude depuis 1840, en formant le budget primitif, d'abaisser au minimum le plus certain nos prévisions de recettes, sauf à fortifier les dépenses au chapitre additionnel, en raison de l'excédant qui ne peut être jugé qu'à la clôture de l'exercice.

Le budget supplémentaire nous semble établi pour favoriser cette règle de prudence, mais il y aurait erreur à transformer en bonis les suppléments qu'il faut restituer au titre 2 du budget primitif.

Cette faute d'attention a donc pu se glisser dans l'esprit des personnes peu familiarisées avec nos habitudes budgétaires, en voyant de forts excédants sur nos procès-verbaux de clôture.

Si, au lieu de figurer les dépenses suivant le minimum des recettes, nous avions agi dans le sens contraire, nous eussions été fort souvent en déficit; et si l'on veut bien admettre qu'à force de s'ingénier, le service intérieur ait trouvé dans le travail le moyen industriel d'atténuer sa dépense, on reconnaîtra également que ces résultats sont éventuels, et dépendent trop de l'esprit qui dirige, pour être la base solide d'un état vraiment normal dans les ressources d'un établissement public.

M. RICHARD, préfet du Finistère, a parfaitement jugé la position économique de l'Asile, lorsque, dans ses motifs présentés au conseil général de 1852, il a dit (page 47) :

« L'excellente direction imprimée au service, a puis-
« samment contribué, tant par le concours des bras que
« par celui des économies pécuniaires, à suppléer à l'in-
« suffisance des allocations départementales et des secours
« du gouvernement pour l'exécution des diverses amé-
« liorations.

« Depuis que le département a cessé de pourvoir aux
« frais de traitement des fonctionnaires de l'Asile, de
« nourriture et d'entretien des infirmiers, etc. ; que ces
« frais ont été prélevés sur le prix de journée, il est ar-
« rivé que ce prix s'est réduit de manière à diminuer le
« bénéfice, notamment en ce qui concerne les aliénés
« indigents, et à mettre l'Etablissement dans la gêne s'il
« survenait une hausse sensible dans le prix des comes-
« tibles. »

Ces réflexions sont justes. — Il nous a fallu, au chapitre additionnel de 1853, fortifier de 6,000 fr. le crédit de 30,000 fr., qui pour nourriture a suffi pendant l'exercice 1852.

Nous payons aujourd'hui 25 centimes de plus par kilo-gramme de pain, et l'octroi fait subir une surtaxe sur tous les articles de consommation.

Sous l'influence de cette hausse, notre tarif de 0,90 descend au-dessous de 0,80, c'est-à-dire que nous subis-sons aujourd'hui en diminution, ce qu'il eut fallu obtenir en augmentation. — Delà une différence de 20 centimes en moins sur le prix de journée, soit par année un déficit de 10,000 francs.

Nous le répétons, trop de parcimonie pour ne régler que le strict nécessaire, nuit tôt ou tard à la médication, et expose un service à de médiocres résultats, si la comptabilité n'arrive à s'équilibrer qu'au détriment du bien-être dans un service où tout doit être confortable à l'égard de sujets qui ne peuvent se relever que par un traitement généreux.

Ajoutons que ce faible tarif ne s'est pas appliqué à un service amplement doté de tout ce qui pouvait le réconforter, puisque, depuis dix ans, il a fallu puiser dans ce prix de journée les besoins de la vie ordinaire, la création du mobilier, les rectifications des bâtiments : c'est-à-dire qu'en physiologie, un sujet finit par décliner dès que sa vie d'accroissement ne peut se prélever sur l'insuffisance de l'entretien.

Nous aurions joui de conditions meilleures si l'Asile avait conservé la moyenne, qui de 1826 à 1843, a favorisé ses recettes.

Il est facile de démontrer que le prix de journée s'est réellement abaissé d'environ 7 centimes.

Dès l'ouverture de l'Asile (25 février 1826), le département fixa à 0,75 la journée des indigents, en admettant que ce prix serait fortifié par des allocations supplémentaires, pour solder :

La nourriture et l'habillement des infirmiers,

Le traitement des fonctionnaires de l'Asile,

L'extension graduée du mobilier,

L'entretien et la rectification des bâtiments.

Cependant, le bénéfice de toutes ces allocations ayant

été supprimé le 1ᵉʳ janvier 1843, on pensa nous indemni-
ser en élevant à 0,90 l'ancien prix de 0,75.

Voici le résultat de ces deux modes :

### 1ᵉʳ MODE 1826-42 (17 ANS).

Cette période a fourni

| | | |
|---|---|---:|
| 304,445 journées d'indigents à 0,75 | | 228,333ᶠ 75 |
| 58,179 — de pensionnaires à 1,27 | | 74,168 18 |
| Les allocations supplémentaires ont été de | | 87,489 44 |
| 362,624 journées. | Recettes | 389,991 37 |

### 2ᵉ MODE 1843-52 (10 ANS.)

| | | |
|---|---|---:|
| 524,198 journées d'indigents à 0,90 | | 471,778 20 |
| 85,890 — de pensionnaires à 1,60 | | 140,122 00 |
| 610,088 journées | Recettes | 611,900 20 |

### RÉSULTATS.

En divisant les recettes de chaque période par le nombre des journées, on obtient :

1ᵉʳ MODE. Moyenne de... 1ᶠ070  
2ᵉ — — de... 1,002  } Différence 0,068

Cette balance démontre que :

1° La moyenne annuelle des allocations, ayant fortifié le prix de 0,75 pendant dix-sept ans, a été de 5,000 fr.

2° La suppression de cette moyenne depuis dix ans, représente pour le département une économie de 50,000 f.

3° La différence en moins de 68 millièmes sur notre prix de journée, depuis 1843, a diminué les recettes de l'Asile de plus de 40,000 fr., soit 4,000 fr. par année.

Ainsi, lorsque le département s'apprête à consacrer plus de 40,000 fr. à l'achat et à la clôture des 6 hectares qui vont agrandir le domaine agricole de l'Asile, n'est-il pas évident qu'il nous donne aujourd'hui ce que nous lui avons réellement économisé ?

Et en admettant que notre tarif de 0,90 serait relevé à 1 fr., n'est-il pas sensible que cette augmentation de 10 centimes ne reproduirait pas encore la moyenne de 1 fr. 06 dont l'Asile a joui pendant dix-sept ans, alors qu'il a eu si peu de chose à faire comparativement aux résultats obtenus depuis dix ans avec moins de ressources ?

Pour terminer ce chapitre, nous ferons remarquer que, depuis l'existence de l'Asile, le pensionnat, malgré la période si défavorable qu'il a traversée, a presque fourni le tiers des recettes.

Ce résultat mérite pour l'avenir de sérieuses considérations et démontre que cette coopération ne pourra que se bonifier en raison directe des conditions meilleures qui lui seront garanties.

## DÉPENSES

**APPLIQUÉES AUX TERRAINS, ÉDIFICES ET MOBILIER DE L'ASILE SAINT-ATHANASE.**

1826.    Au moment de son ouverture le service, composé de trente cellules, revenait dans son ensemble à.............. 86,000 00

        Moyenne de 2,800 fr. par place.

1829.    Huit hectares furent achetés de la famille Guyot, au prix de................... 23,000 00 ⎰
1830.    La clôture de 4 hectares coûta 17,043 00 ⎱ 40,043 00

        *A reporter*.......... 126,043 00

| | | |
|---|---|---|
| *Report*............. | | 126,043 00 |

1827-40. Pendant ces quatorze années, le département consacra aux modifications du premier plan une somme de......... 52,957 00

Moyenne de 3,782 fr. par année.

179,000 00

Déduisant au bénéfice du département :

1831.    L'aliénation de 4 hectares... 7,550 00

1833.    Un versement fait au trésor par l'Asile............. 6,000 00 — 23,550 00

1834-35. La construction des 20 cellules sud soldée par l'Asile 10,000 00

Restent.......... 155,450 00

1840-50. Ajoutant une valeur de 16,000 fr. graduée sur dix années, pour motiver en faveur de l'Asile le concours du deuxième fonds commun, ci............... 16,000 00

Il s'ensuit que dans le cours de vingt-six années, de 1824 à 1850, le département avait dépensé pour les édifices un total de...................... 171,450 00

Moyenne de 6,594 fr. par an.

1826-40. Pendant cette période, les allocations du département pour mobilier s'étaient élevées à...................... 59,000 00

En conséquence, l'ensemble de ces dépenses pour terrains, bâtiments et mobilier, de 1826 à 1852, ne s'est élevé qu'à............................ 230,450 00

1852-53. Si nous tenons compte ici de la dépense votée en principe à la session de 1852

*A reporter*........ 230,450 00

*Report*............ 230,450 00

pour la répartir sur les exercices suivants, à l'effet de solder et de clore les
6 hectares achetés le 30 avril 1853, dépense qu'il faut évaluer à 45,000 fr., ci     45,000 00

Nous concluons à une dépense générale
de......................... 275,450 00
graduée de 1824 à 1854, période de 30
années, sur une moyenne annuelle de
9180 fr.

Mais poursuivons notre examen.

Le département, en 1840, avait dépensé pour :

Édifices... 155,450 }
Mobilier... 59,000 } Total.. 214,450 00

N'était-il pas naturel qu'après quatorze années d'é-
preuves, le département ne se sentît comme fatigué d'avoir
autant dépensé pour quatre-vingts malades, au prix
moyen de 2,680 fr. par place, et surtout de n'avoir obtenu qu'un triste service ?

La direction créée en mai 1840 survenait donc dans une
occurrence peu favorable. — Il est sensible que la moindre
idée d'extension ou d'amélioration à l'égard de l'état le
plus défectueux devait se convertir en question de finances, d'autant plus controversée que l'expérience man-
quait encore pour bien déterminer le système à poursuivre.

N'oublions pas de noter qu'au moment où l'Asile avait
besoin de redoubler d'efforts, un nouveau tarif allait atténuer ses ressources; déjà, dès 1840, le département avait
cessé toute allocation appliquée au mobilier.

Cependant, après avoir consacré ses premières études
à mettre de l'ordre dans le service, à en réformer les

habitudes, à refondre la comptabilité, à garantir toutes les obligations médico-légales, la direction dut se faire une théorie pour raisonner les difficultés de la position.

D'abord, évaluant par la pensée tout ce qu'il fallait entrevoir en raison du développement probable de l'Asile, le Directeur se fit un aperçu de 300,000 fr., et se demanda comment y pourvoir, même en y consacrant dix années.

Il est évident qu'il y aurait eu folie à s'en aller, dès 1840, soumettre au conseil général un plan même réduit à 100,000 fr.

Le Directeur pensa donc, que pour agir en faveur de l'avenir avec autant de prudence que d'économie, il fallait :

1° *Réduire les allocations annuelles du département, à de faibles crédits pour la seule sanction de nos propositions, graduées au fur et à mesure de l'urgence;*

2° *Faire que ces votes de principes du conseil général, pussent être appuyés du fonds commun auquel l'Asile n'avait encore rien demandé, en s'efforçant de mériter sur cette répartition la sollicitude du ministre de l'intérieur.*

3° *Puiser dans la gestion de l'Asile les rectifications de bâtiments, l'extension du mobilier, en essayant de combler la réduction des ressources par l'organisation et le produit du travail.*

Cette théorie s'est réalisée.

De 1840 à 1850, le département s'est borné à voter 16,000 fr. au terme moyen de 1,600 fr. par année ;

Pendant cette période nous avons obtenu 80,000 fr. du deuxième fonds commun, grâce aux comptes rendus de M. l'inspecteur général le docteur FERRUS, qui dès sa première visite à cet Asile en novembre 1838, avait entrevu tout ce qui intéressait notre avenir :

A son inspection de 1843, il voulut bien éclairer nos propositions sur un deuxième plan qui, approuvé en 1844, fut commencé en 1846.

Quant aux efforts de l'Asile il n'a cessé de les multiplier par l'économie et le travail; seul il a contribué à la refonte générale des édifices, à l'extension progressive du mobilier pour un personnel qui s'est élevé de 80 à 250.

Ainsi, depuis treize ans, ses budgets ordinaires et supplémentaires ont appliqué à tous les détails de restauration une valeur de deux cent vingt-un mille francs, soit par an, une moyenne de:

Pour bâtiments, 6,000 fr. total  78,000 fr. |
Pour mobilier, 11,000 fr. —  143,000      } 221,000 fr. 00 c.

Cette valeur produite par l'Asile, combinée avec celle qu'il doit au fonds commun, ci...... 80,000   00

A réalisé en 13 années ce développement de.. 301,000   00 que nous avions entrevu dès 1840;

Moyenne annuelle de 23,153 fr.

Venant de démontrer que de 1824 à 1854, l'ensemble des allocations consacrées à cet Asile par le département du Finistère, ne s'élèvera qu'à... 275,450   00

Total.......... 576,450   00

Il s'en suit qu'en déduisant............... 76,450   00 pour représenter la non-valeur des rectifications, l'Asile de Quimper, considéré dans ses domaines, ses édifices et son mobilier, doit être évalué à... 500,000   00

Pour 250 places dont la moyenne serait de 2,000 fr. au lieu de 2,800 fr. en 1826.

Le département possède donc une propriété de cinq cent mille francs, qui lui coûte........... 275,450   00

C'est-à-dire que depuis 13 ans il s'est produit à cet Asile une plus value de................ 224,550 fr. 00 c.

En moyenne 17,000 fr. par an , dont le bénéfice ne coûte pas un centime au département.

La direction qui fonctionne depuis 1840 , présente ce fait comme la justification de ses résultats administratifs.

Peu de départements sont à ce prix propriétaires d'un service qui a de l'avenir ; si depuis quelques années de grands établissements se sont développés sur plusieurs départements, en est-il un, qui ait moins dépensé que le Finistère ?

Dans son exposé auprès du conseil général de 1852, M. le Préfet s'est plu à faire ressortir :

« Les résultats obtenus au grand avantage du départe-
« ment, qui n'a qu'à se féliciter d'avoir créé un service de
« cette importance à si peu de frais.

« Peu de départements jouissent des mêmes avantages,
« il en est qui sont encore à s'imposer des sommes consi-
« dérables pour obtenir ce que nous possédons.

« Les sacrifices d'argent sont peu de chose , quand on
« les compare à l'avantage immense de pouvoir apporter
« quelques soulagements au pire état que puisse subir l'es-
« pèce humaine et de délivrer la société du spectacle affli-
« geant de l'aliénation et des dangers auxquels elle ex-
« pose. »

S'il fut naturel, en 1840, de craindre que l'Asile à force d'être défectueux ne devînt onéreux pour le département, l'expérience démontre que le bénéfice obtenu garantit pour l'avenir le moyen de compléter l'état normal du service.

Ainsi, après s'être habitué depuis 10 ans à ne nous allouer qu'une moyenne de 1,600 fr., a-t-il fallu que le conseil général ressentît la conviction de nouveaux pro-grès, pour admettre l'achat et la clôture de 6 hectares.

Nous rendons hommage à la sollicitude de M. le Ministre de l'intérieur, qui dès l'inspection de M. le docteur
Parchappe, en 1850, s'empressa de recommander cet
agrandissement du domaine agricole, comme « *devant*
« *exercer sur l'avenir de l'Asile la plus grande influence.* »

Nous aimons dans ce témoignage de gratitude à recon-
naître l'autorité exercée par la haute expérience de
M. l'Inspecteur général, et les vues éclairées de M. le
Préfet.

Mais le conseil général, en se plaçant en dehors de ces
considérations, a lui-même profondément étudié la question et il nous permettra de dire, qu'il ne s'est résolu en
faveur du projet, qu'en raison des résultats obtenus depuis
1840, et parce qu'il a compté sur la continuation de notre
coopération.

Ce sentiment nous a pénétré, et seul nous a retenu à
cette œuvre de bien public.

# DU PERSONNEL

## AYANT COOPÉRÉ AU DÉVELOPPEMENT DE L'ASILE SAINT-ATHANASE.

### I.

S'il est un service ne devant être mu en tout et pour tout que par un même esprit, c'est une maison d'aliénés. — Il faut y trouver, dit le docteur GIRARD, unité de pensée, d'intérêt, de pouvoir et d'action.

Je pense avec cet excellent collègue que l'aptitude d'un homme dévoué doit suffire, si le nombre de ses auxiliaires augmente en raison du développement que prend le service : c'est un système qui continue à être préféré en Allemagne.

Je suis aussi bien persuadé qu'un grand établissement peut fonctionner sans malaise, si le premier talent du Directeur et du médecin est de se fortifier mutuellement : c'est un fait honorable que l'on retrouve heureusement dans plusieurs asiles de France : à Maréville, à Stéphansfeld, etc.

Mais s'agit-il d'un service difficile dont la marche peut souffrir de la moindre dissidence, il faut qu'un seul y tienne la barre comme à bord d'un vaisseau.

L'ordonnance portant règlement sur les établissements d'aliénés a bien fait de prévoir le cas où il convient de

réunir les pouvoirs, c'est à cette disposition prudente que
l'on doit plusieurs services déjà placés au premier rang
comme ceux d'Auxerre, de Rouen, de Marseille, etc.

## II.

Un sentiment qui me revient souvent à l'esprit, c'est
que plus on s'est donné de peine pour sortir d'un état défectueux, plus il semble que l'on est encore loin du but,
et si avant de se mettre à l'œuvre on avait vu s'ériger devant soi les difficultés et les soucis de la carrière, on eût
reculé par crainte de rester au-dessous de sa tâche.

Une expérience de 23 années nous permet de dire que
s'il est un ensemble de fonctions exigeant dans la santé,
le caractère, l'aptitude, une manière d'être toujours ani-
mée, et constamment la même, c'est bien le service où
nous sommes, et pour lequel il serait impossible que la
sollicitude du gouvernement oubliât les garanties d'une
retraite honorable.

## III.

Des hommes supérieurs ont admis des motifs dont je
reconnais la valeur en faveur des deux sexes réunis au
bénéfice d'un même service.

Cependant il me semble, et surtout à l'égard d'un service d'hommes, qu'il aura moins d'imperfection s'il marche
seul, et que toute alliance affaiblit la seule discipline qu'il
aime, et qui lui convient : la discipline militaire associée
au sentiment religieux.

Je crois que sous cette règle, un personnel de modestes
laïques peut rivaliser avec un ordre religieux, et même
arriver à mieux faire dans le vrai sens de l'œuvre.

## IV.

Depuis longtemps je vois autour de moi les mêmes employés-chefs avec peu de mutations dans le personnel secondaire. — Tous pouvaient se classer dans la société, celui-ci dans l'instruction, celui-là dans l'industrie, d'autres dans la vie d'atelier.

Ce n'est donc pas la nécessité qui les a conduits vers nous, mais l'idée de s'associer à une œuvre de bien, sentiment que j'ai moi-même éprouvé, en laissant là mes intérêts pour venir m'isoler avec des hommes de bonne volonté.

S'ils restent autour de nous, ils ne sont point retenus par les modestes allocations du budget qui ne peut compenser leurs fatigues incessantes, mais ils ont la conscience de remplir une mission de la plus haute considération.

Cet esprit de corps serait-il le même dans un service double? je crois qu'il se fortifie dans les conditions où nous sommes, tout en reconnaissant combien ce personnel est difficile à former

## V.

Avant d'être admis comme titulaires, les candidats ont fait un surnumérariat; nous les choisissons dans les rangs de bons cultivateurs, d'ouvriers utiles, de militaires ayant exercé une profession.

Tout employé porte le titre d'infirmier, quelle que soit son occupation plus spéciale. — Concierge, cuisinier, commissionnaire, palfrenier, tambour, chef d'ateliers, employés des bureaux, etc., tous concourent au service de jour et de nuit et doivent se suppléer mutuellement.

Plusieurs femmes d'employés composent nos ateliers d'externes; pour quelques infirmiers devenus veufs, nous avons élevé leurs enfants.

La règle du service est invariable, le moindre écart est noté, passible d'avertissement, de retenue et d'amende : de même, à la fin de l'année, les gratifications sont en raison de la conduite et des services rendus; au 31 décembre 1852, elles se sont élevées à 550 fr.

## VI.

L'intermédiaire du Directeur près le personnel est l'économe, premier lieutenant de surveillance, qui dans l'infirmier-major, retrouve le même point d'appui près des infirmiers ordinaires. — Rien ne se fait sans passer par la voie hiérarchique.

Pour entretenir un esprit d'unité, nous avons l'ordre du matin aussi exact que dans un bataillon, et l'appel du soir, devenu un petit conseil de famille, où chacun est appelé à signaler ce qui intéresse le service, à se pénétrer des instructions qui concernent le régime, l'observation des malades, les améliorations à expérimenter.

Ainsi dans une maison d'isolement et sous une règle stricte, nous nous efforçons de faire aimer le service par un sentiment d'égards et de considérations impartiales pour le bien-être de chacun. — Au premier de l'an et pour la fête patronale de l'Asile, nous recevons le personnel en grande tenue; cette visite de corps est conduite par M. l'économe qui présente un résumé des principaux faits accomplis depuis la dernière réunion. — Ces adresses composent un recueil qui, après nous, sera le témoignage de l'union dans laquelle on s'est efforcé de bien faire.

## VII.

Le service intérieur doit s'estimer heureux du concours bienveillant qui l'a toujours animé.

Nos études ont trouvé leur encouragement dans la haute confiance que nous accorde l'excellent esprit de la commission de surveillance ;

M. l'architecte du département, n'a cessé de nous être en aide pour triompher des difficultés de la position ;

MM. les infirmiers de Saint-Athanase, comprennent depuis longtemps la conduite à tenir et l'exemple à donner pour la considération du service.

Nous aimons à dire tout ce que nous devons à leur digne chef, M. Picart, infirmier-major depuis 1832 ; à M. Billon, qui depuis 1840 a pris tant de part à tous nos travaux.

Mes remercîments sont ici bien sincères ; si j'ai eu quelque peine, j'ai été bien secondé.

## VIII.

La commission de surveillance se compose de :

MM. l'abbé Sauveur, grand vicaire du diocèse ;
    Lepord, ingénieur en chef du département ;
    Lozach, vice-président du tribunal ;
    De Carné, membre du conseil général ;
    Colomb, conseiller de préfecture.

Fonctionnaires de l'Asile :

MM. Le docteur Follet, directeur médecin ;
    J. Billon, économe, 1er agent de surveillance ;
    Le Coq, receveur ;
    Moello, aumônier.

Employés chefs :

MM. LE BERRE ,   ex-chirurgien de la marine , chef de clinique.
PICART ,   infirmier-major , surveillant général.
MOREAU ,   aide-major , secrétaire de l'économat.
LE CLERC'H ,   aide-major , sous-chef du pensionnat.

Surveillants ordinaires du service intérieur (1) :

MM. DEGAY ,   infirmier concierge.
QUINTIN ,   } infirmiers commissionaires , surveillants de
ARTEL ,   } la salle de garde.
CRÉAC'H ,   infirmier surveillant spécial.
GOASGUEN ,   *idem*.
GLOAGUEN ,   infirmier cuisinier chef.
KERSPERN ,   infirmier aide d'office.
LE BRAS ,   infirmier des bains , chef tambour. (2)
MADEC ,   infirmier jardinier chef.
SAOZANET ,   infirmier jardinier sous-chef.
BILLON , père,   infirmier cultivateur.
LE ROUX ,   *idem*.
NOURRY ,   infirmier palfrenier.
LE FLOC'H ,   infirmier piqueur , chef d'atelier.
LE CLERC'H ,   *idem*   *idem*.
RIGNON ,   infirmier menuisier chef.
LOUÉDEC ,   infirmier menuisier sous-chef.
CLOAREC ,   infirmier menuisier.
LE ROUX, P^{re},   *idem*.
2 Surnuméraires.

Personnel externe des auxiliaires :

| | |
|---|---|
| 1 barbier. | 4 lingères. |
| 2 maçons. | 1 blanchisseuse. |
| 5 tailleurs. | |

(1) Dix convalescents sont associés comme auxiliaires au service des infirmiers.
(2) Trois malades sont employés comme tambours.

# LITERIE, LINGE, HABILLEMENT.

Il suffit d'analyser ces trois articles pour démontrer combien la dépense qui s'y rattache impose de conditions onéreuses dans un service d'aliénés.

Un hospice ordinaire balance le nombre de ses lits avec celui des malades ; — il n'a pas à se préoccuper de leur habillement, de leurs dégradations incessantes sur le mobilier et les bâtiments, à solder et habiller un personnel nombreux d'employés ; à entretenir des ateliers et tant de détails qui doivent convertir un asile d'aliénés en instrument de médication.

Il y a donc de l'intérêt à étudier ce sujet d'économie.

### 1° NOMBRE DES LITS.

Au 1ᵉʳ Janvier 1853, l'effectif de nos malades était de.................................... 233.

Il faut admettre en sus de ce nombre :

1° Pour le service de l'infirmerie clinique 14 lits.
2° Pour le service des cellules d'isolement 14 —
3° Pour la réserve du mouvement...... 14 —
4° Pour les employés de l'Asile......... 25 —

> 67.

Total............. 300.

C'est-à-dire que le nombre des lits doit dépasser d'environ un cinquième celui des aliénés présents dans le service.

Tel maniaque, calme hier dans un dortoir, peut être aujourd'hui isolé dans une cellule, demain dirigé sur l'infirmerie pour rentrer quelques jours après à son dortoir.

Ce mouvement, qui a lieu tous les jours, représente trois et quatre places pour un seul malade; souvent à côté de lui, il faut faire coucher un surveillant, dans bien des cas, il convient d'avoir deux lits pour un paralytique, afin de pouvoir convenablement le changer matin et soir.

2° CONFECTION DES LITS.

Leur disposition doit varier suivant la catégorie des malades, savoir :

1° Pour pensionnaires convenables;
2° Pour indigents propres et calmes;
3° Pour paralytiques et épileptiques;
4° Pour cellules de malades agités.

Quelle que soit la série, les lits ont pour dimension :
Largeur...................... 0$^m$ 80.
Longueur................... 1  95.
Hauteur sur le plancher...... 0  35.

Pour les première et deuxième séries, ils sont en fer et mobiles, composés d'un carré rempli par des feuillards élastiques, croisés, montés sur quatre flasques sans roulettes, articulées à vis.

Leur poids est de 32 kilogrammes pour indigents, et 40 pour pensionnaires, à cause d'une galerie d'ornement; ils sont peints à trois couches couleur bronze.

Pour la troisième série, les lits sont en bois et immobiles ; leur fond est à quatre plans inclinés avec orifice sur un tiroir à cuvette ; — l'intérieur mastiqué reçoit trois couches minium ; l'extérieur est traité par une couche d'huile bouillante suivie de trois couches de vernis.

Pour la quatrième série, le même fond, garni en zinc, ouvre également sur une cuvette placée dans un tiroir à serrure. Le lit est solidement écroué sur deux supports en fer scellés sur dalle cimentée sous le plancher.

### 3° LITERIE.

Si le nombre des lits doit dépasser d'un cinquième environ celui des aliénés, l'expérience nous fait reconnaître que le nombre des fournitures doit dépasser d'un dixième celui des lits.

Ainsi pour 250 personnes, nous admettons 300 lits et 330 fournitures.

Tout service privé de ces conditions ne peut fonctionner avec ordre et veiller avec économie à l'entretien d'un matériel sans cesse détérioré par un dixième des malades.

Nous faisons coucher les gâteux sur des couettes de balle, divisées en trois parties égales, ce qui favorise un change immédiat, quand échoue la patience avec laquelle on s'efforce de neutraliser les habitudes, en y veillant comme on le fait pour les petits enfants.

### 4° LINGE ET HABILLEMENT.

Nous avons admis pour type normal dix draps et dix chemises par homme. — Il est des services plus favorisés : celui de Lille compte vingt-quatre chemises par personne.

Si nous n'avions à soigner que des sujets propres et

sans habitudes de dégradation, notre type de dix ne re-
présenterait par année que

*Trois buées par paire de draps* changés tous les 25 jours.
*Six buées par chemise* changée tous les huit jours.

S'il était possible de se maintenir dans ces conditions,
l'entretien aurait plus de durée : mais si l'on considère,

Combien sont fréquents les changes opérés à l'infirmerie;

Combien, dans plusieurs autres sections, cette fréquence est aggravée par l'état habituel des paralytiques,
des épileptiques, des gâteux;

Combien les articles de linge sont non-seulement con-
taminés, mais à chaque instant avariés,

On concevra que le dixième de cette partie mobilière
est constamment tenu en échec, et que pour maintenir
ces articles à l'état normal, il faut, chaque année, y
consacrer une forte dépense.

Si notre type de 10 s'abaissait à 6, on verrait la durée
des draps s'abaisser d'un quart, et l'usure des chemises
doubler par le blanchissage.

Ce que nous disons de ces articles de linge s'applique à
l'habillement dont la durée ne peut être favorisée que
_par le nombre.

Deux ateliers de dix personnes travaillent constamment à cet entretien, et par année réparent environ
10,000 articles, sans compter la confection de plus de
3,000 articles neufs.

Nous donnons ci-après le détail estimatif des articles de
literie et d'habillement, suivant les prix obtenus par nos
achats de matières premières, confectionnés dans les
ateliers de l'Asile.

## ARTICLES DE LITERIE.

| | | |
|---|---:|---:|
| 1° Lit en fer, poids 32 kilos.................... | 28 | » |
| 2° Sommier, paillasse, 6 mètres d'enveloppe, toile... | 4 | 30 |
| 3° Sacs à paille........................... | » | 80 |
| 4° Matelas, crin 4 kilos, laine 8, 6 $^m$ d'enveloppe... | 35 | 70 |
| 5° Traversin, plume 4 kilos, coutil.............. | 5 | 15 |
| 6° Taie de traversins, toile..................... | » | 90 |
| 7° Paire de draps, 3 mètres sur 1 mètre 80, toile de 90 centimètres de laize, à 1 fr. 15 avec façon.......... | 14 | 50 |
| 8° Bonnet de coton........................... | » | 45 |
| 9° Couverture de laine (hiver), poids 3 kilos 500, longueur 3 mètres sur 2 mètres 20.................... | 22 | » |
| 10° Couverture de coton (été), poids 3 kilos, même dimension................................. | 12 | 50 |
| 11° Couvre-pieds { 1$^{re}$ enveloppe, indienne, 2 fr. 20. / 2$^e$ idem. calicot, 1 50. } | 3 | 70 |
| | 128 | » |
| 12° Oreiller (plume 2 kilos 500) avec taie.......... | 9 | 25 |
| Total......... | 137 | 25 |

## HABILLEMENT DES MALADES.

| | | |
|---|---:|---:|
| 1° Chemise de toile, 3 mètres, à 0 fr. 80, avec façon.. | 3 | 35 |
| 2° Chaussons de cuir, 500 grammes avec façon..... | 2 | 50 |
| 3° Chaussettes de laine, 100 grammes, avec façon... | 1 | 20 |
| 4° Sabots, la paire........................... | » | 60 |
| 5° Pantalon de drap gris, 1 mètre 20, à 7 fr. et façon. | 9 | 85 |
| 6° Pantalon de toile, 2 mètres, à 0 fr. 90 et façon.... | 2 | 40 |
| 7° Gilet de berlinge, pour été.................... | 2 | 56 |
| 8° Gilet de drap, pour hiver..................... | 6 | 05 |
| 9° Veste de berlinge, pour été, 2 $^m$, à 1 fr. 85 et façon. | 5 | 70 |
| À reporter... ......... | 34 | 21 |

|  |  |  |
|---|---|---|
| *Report,*............... | 34 | 21 |
| 10° Veste de drap gris, pour hiver, 1ᵐ 50, à 7 ᶠ et façon. | 15 | 05 |
| 11° Blouse de toile, 3 mètres, à 0 fr. 90 et façon.... | 3 | 35 |
| 12° Coiffure, chapeau ou kepi ............... | 3 | » |
| 13° Souliers pour jours fériés.................. | 5 | 60 |
| 14° Mouchoir et cravate...................... | 1 | » |
| Total........ | 62 | 21 |

## TENUE DES INFIRMIERS.

### Jours ordinaires.

| | | |
|---|---|---|
| 1° Chemise de toile................... | 3 | 35 |
| 2° Chaussettes de laine............... | 1 | 20 |
| 3° Sabots à courroie.................. | » | 75 |
| 4° Chaussons de cuir................. | 2 | 50 |
| 5° Pantalon de drap gris............. | 9 | 85 |
| 6° Pantalon de toile................. | 2 | 40 |
| 7° Veste drap bleu................... | 19 | 50 |
| 8° Gilet drap gris.................... | 6 | » |
| 9° Blouse bleue...................... | 4 | 50 |
| 10° Casquette ou kepi................ | 4 | » |

54 05.

### Jours fériés.

| | | |
|---|---|---|
| 11° Pantalon drap brun................ | 12 | » |
| 12° Tunique bleue.................... | 38 | » |
| 13° Souliers......................... | 6 | » |
| 14° Col............................. | 2 | » |
| 15° Casquette d'ordonnance........... | 5 | » |

63 »

| | | |
|---|---|---|
| Total........ | 117 | 05 |

## RÉFLEXIONS.

*Literie.* — Le sac à paille sert à relever la tête du lit, quand il n'a pas d'oreiller comme dans le service des indigents.

La taie de traversin contribue à la propreté constante et à la conservation de cet article.

Les couvertures d'été sont bien essentielles pour défatiguer pendant cinq mois celles d'hiver, et permettre de les reprendre appropriées et dans un meilleur état pour l'hygiène.

Le couvre-pied vaut mieux qu'une deuxième couverture, c'est une économie relevée par une meilleure apparence sur la tenue de chaque lit, que nous venons d'évaluer à 137 fr. 25.

*Habillement des malades.* — L'expérience nous a fait reconnaître combien il est bon, tant pour la santé que pour l'économie, d'avoir adopté la blouse et le pantalon de toile par-dessus la veste, et le pantalon de drap pendant les trois quarts de l'année. — Ces deux enveloppes permettent en été de suspendre les effets de drap, qui sans cette protection dureraient peu, et seraient toujours sales et n'offriraient qu'un triste aspect vu leur état de vétusté et de réparation incessante, surtout quand ils s'appliquent aux gâteux, aux sujets qui dégradent. — Pour ces derniers, il a été bien avantageux d'avoir adopté des gilets et vestes de berlinge, dont les prix assurent $^2/_3$ d'économie.

Il est certain que de 1826 à 1840, on n'eût pas habillé un malade avec 62 fr. 21. — Cette dépense appliquée à 200 personnes, représente une valeur de 12,000 fr. qui peut être doublée avec les approvisionnements du magasin.

*Tenue des infirmiers.* — A l'exception de la veste bleue munie de boutons au titre de l'Asile (*) et des effets de première tenue, nous appliquons aux infirmiers le premier usage des articles qui souvent retournent aux malades.

(*) ASILE ST.-ATHANASE, FINISTÈRE.

Leur dépense étant évaluée à 117 fr., compose pour 20 personnes une valeur de 2,340 fr., qui peut s'élever à 3,000 fr. avec les réserves du magasin.

Ainsi l'ensemble des articles de literie et d'habillement, peut être évalué comme suit :

Literie de 250 personnes..... 34,000 fr. ⎫
Habillement de 200 malades
indigens. ...................... 24,000 ⎬ 61,000 fr.
Tenue uniforme de 20 infir-
miers........................ 3,000 ⎭

C'est sur l'ensemble de tous ces articles que l'étude du moindre détail intéresse l'économie. Elle a consisté pour nous à acheter moins cher une matière première mieux choisie, à confectionner avec plus de soin dans les ateliers de l'asile, à prolonger la durée par des réparations faites à propos, à ne pas craindre de dépenser plus pour le blanchissage.

En parcourant les cahiers d'adjudications passées jusqu'en 1840, nous y trouvons sur tous les articles des prix supérieurs à ceux que nous obtenons, ainsi nous voyons :

| | | | au lieu de | |
|---|---|---|---|---|
| Pour Matelas......... | 45 f. | » | 35 f. | 70 |
| Traversins....... | 7 | » | 5 | 15 |
| Toiles à drap..... | 1 | 35 | 1 | 15 |
| Toiles à chemises. | 1 | 10 | » | 80 |
| Vestes en drap... | 17 | » | 15 | » |
| Gilets de drap.... | 8 | » | 6 | 05 |
| Pantalons de drap. | 12 | « | 9 | 85 |

# COMPTABILITÉ.

Dans le cours de l'année, au cinq de chaque mois, le Directeur doit vérifier la comptabilité-matière et constater cette opération par le relevé des comptes du Grand-Livre.

C'est l'ensemble de ces apurements mensuels qui devient la base du compte annuel ou de gestion, constatant *le mouvement et la valeur* des quantités :

1° léguées au 1ᵉʳ janvier par l'année précédente ;

2° entrées et sorties journellement dans le cours de la gestion ;

3° Restant en magasin au 31 décembre et servant de report au premier article d'entrée de l'année suivante.

Ce compte de l'économe se divise en trois chapitres.

### 1ᵉʳ CHAPITRE ( 12 *colonnes* ).

I. Les trois premières indiquent les numéros d'ordre des articles, de section, la nature des quantités.

II. Les colonnes de 4 à 7 distinguent les entrées suivant leur provenance, savoir :

> Reliquat de l'année précédente,
>
> Articles provenant de décédés,
>
> Produit des récoltes de l'Asile,
>
> Entrées par voie d'achat.

III. La colonne 8 totalise les entrées ; celle qui suit suffit au total des sorties n'ayant aucune distinction ; la colonne 10 produit leur différence, c'est à dire ce qui reste en magasin au compte de chaque article.

IV. Les colonnes 11 et 12 représentent : la première , l'évaluation en numéraire des quantités récoltées ; la seconde , le montant des articles entrés par voie d'achat.

CHAPITRE 2.

Il analyse tous les articles achetés et qui entrés comme matières premières ont subi diverses transformations , pour arriver à l'état de confectionnement.

CHAPITRE 3.

Il mentionne les articles provenant de décédés et l'emploi qui leur est affecté.

Pour justifications à l'appui de ce compte, l'économe produit huit pièces :

A. Pour le mouvement des entrées.......
1° Léguées au 31 décembre par les restes en magasin ;
2° Réalisées dans les douze mois de l'année ;
3° Provenant de décédés.

B. Pour leur évaluation en numéraire.....
4° Bordereau évaluant les quantités récoltées et achetées ;
5° Relevés des articles achetés et non soldés au 31 décembre , pour être ordonnancés avant le 15 mars suivant.

C. Pour le mouvement des sorties. .......
6° État des sorties pendant l'année;
7° État des articles provenant des décédés ;
8° État des quantités restant en magasin.

L'ensemble de ces huit pièces est essentiel pour l'intelligence des détails et dissiper cette idée de complication qui pourrait apparaître au premier coup d'œil.

Le contrôle de toutes ces justifications se trouve dans la tenue des livres de comptabilité, dont elles ne sont que la substance, et la plus parfaite corrélation doit exister entre les livres et le compte-rendu.

## TENUE DES LIVRES.

Ces livres se divisent en obligatoires, voulus par l'instruction du 20 novembre 1836, et en facultatifs ou auxiliaires, prévus par l'instruction du 28 juillet 1828.

**LIVRES OBLIGATOIRES.**

**I. LIVRE A SOUCHE,**
*Pour enregistrement et accusé de réception de toute Recette-Matière.*

**II. JOURNAL GÉNÉRAL,**
*Détail chronologique et Mouvement quotidien des entrées et sorties, avec évaluation des entrées.*

( La récapitulation des livres auxiliaires est portée, fin du mois, à ce Journal et passée au Grand Livre ).

**LIVRES AUXILIAIRES.**

1° Livre d'Inscription des Comptes de Journées pour enregistrement des recettes en denier.

2° Balance du Mouvement, indiquant, par heure et jour, les variations produites dans le personnel par les entrées, sorties ou décès;

3° Balance quotidienne de Régime entre le mouvement du personnel et celui des quantités alimentaires servant de base aux livraisons du magasin;

4° Livre de Magasin, ou Compte méthodique, de 12 colonnes mensuelles, pour la pesée de tout article entré ou sorti;

5° Livre des menues Dépenses, tenu par état mensuel, classé

suivant les crédits du budget, servant de minute aux mémoires justifiant, fin du mois, les avances en numéraire;

6° Livre de pharmacie, ou Relevé méthodique des prescriptions et fournitures thérapeutiques.

III. GRAND LIVRE,
*Compte analytique ouvert méthodiquement à chaque article entré ou sorti sur le Journal Général.*

7° Balance hebdomadaire pour le mouvement, 1° des effets usés ou anéantis pour réparations; 2° des articles confectionnés par les ateliers de l'Asile, ou provenant de fournisseurs;

8° Tableaux d'inventaires pour
1° Le linge et l'habillement;
2° La literie;
3° Les meubles fixes;
4° Les articles mobiles.

Ces tableaux sont renouvelés par semestre pour linge et habillement; par année, pour literie, etc.

IV. RELEVÉ DES COMPTES DU GRAND LIVRE,
ou
*Balance mensuelle entre les comptes chronologiques et méthodiques.*

V. CARNET D'ENREGISTREMENT
*Pour inscription chronologique des mandats, au fur et à mesure de leur émision.*

9° Balance de crédits, ou Contrôle méthodique des comptes ordonnancés avec les allocations budgétaires;

10° Enregistrement des Mémoires, ou Minute textuelle des factures et pièces justificatives à l'appui des mandats.

Il suffit d'énumérer ces livres auxiliaires pour faire reconnaître que sans eux il y aurait beaucoup de confusion dans les livres obligatoires.

Comment inscrire pêle mêle tant d'articles de menues dépenses au Journal général?

Les balances de mouvement et de régime sont une base essentielle pour la consommation de chaque jour.

Comment se rendre compte de l'entretien, principalement de l'habillement, du linge et de la literie, sans une balance hebdomadaire et des feuilles d'inventaire analytique dont nous dirons un mot.

Comment préciser les ordonnancements sans une balance de crédits et se rappeler tous les détails de règlement de compte, si on évitait d'enregistrer textuellement les mémoires et pièces à l'appui des mandats?

Nous considérons cet enregistrement comme un compte d'ordre bien essentiel, dont il importe de consulter si souvent les détails, méthodiques et même topographiques, pour le mobilier et les bâtiments.

Nous n'avons rien dit de neuf dans ce rapide sommaire; mais il suffit pour démontrer que, sous le rapport de la comptabilité, nous avons fait nos efforts pour la rendre facile et pleine de justifications qui se présentent dans une parfaite harmonie.

### INVENTAIRES.

Nous considérons l'inventaire comme devant être, non pas une simple annexe, mais bien la base essentielle de la comptabilité-matière.

Les instructions n'ayant rien dit sur le mode à suivre, il advient que chaque service établit son système comme il l'entend. En général, on suit un ordre topographique pour le mobilier fixe, et l'on affecte des comptes spéciaux aux parties qu'il importe de classer : — chapelle, archives, bibliothèque, bureaux, pharmacie, ateliers, cuisines, etc.

Sur tous ces points, il est aisé de se rendre compte ; mais ce qui nous a paru le plus difficile à saisir et à justifier, c'est le mouvement du linge, de la literie et de l'habillement.

Nous nous sommes donc créé, sur ces trois chapitres, des tableaux analytiques trop développés pour être ici reproduits, mais on peut les décrire.

Ces trois chapitres analysent 63 articles, 21 sur chaque tableau ayant autant de colonnes verticales, précédées à gauche des conditions qui s'appliquent aux articles dont les résultats étant reportés à gauche d'une manière horizontale permettent de faire la récapitulation du tableau.

Prenons pour exemple le tableau n° 1, inventaire du linge, colonne n° 1, chemises.

| N<sup>os</sup> d'ordre. | INVENTAIRE ANALYTIQUE DU SEMESTRE 1853. | Chemises. |
|---|---|---|
| 1 | Calcul basé sur un personnel de ... | 250 |
| | I. | |
| 2 | Première Section. — Articles neufs ou bons...... | 1000 |
| 3 | Deuxième Section. — Articles au quart usés...... | 200 |
| 4 | Troisième Section. — Articles à demi-usés........ | 700 |
| 5 | Quatrième Section. — Articles aux trois quarts usés. | 100 |
| 6 | Cinquième Section. — Articles hors de service..... | 100 |
| | II. | |
| 7 | Total de l'effectif (la 5ᵉ Section étant déduite).. | 2000 |
| 8 | Total du dernier inventaire................... | 2200 |
| 9 | Différence en moins. ................... | 200 |

| N°s d'ordre. | INVENTAIRE ANALYTIQUE DU          SEMESTRE 1853. | Chemises. |
|---|---|---|
| | **III.** | |
| 10 | Valeur de l'effectif à l'état neuf................................ | 6000 |
| 11 | Valeur réduite par l'usage................................ | 4500 |
| 12 | Déficit en numéraire................................ | 1500 |
| | **IV.** | |
| 13 | Nombre normal admis par personne............... | 10 |
| 14 | Nombre nécessaire pour le personnel.............. | 2500 |
| 15 | Effectif constaté par l'inventaire actuel............ | 2000 |
| | **V.** | |
| 16 | Déficit à combler pour se relever à l'état normal.... | 500 |
| 17 | Prix d'achat de chaque article neuf............... | 3 |
| 18 | Dépense à prévoir pour combler le déficit numérique. | 1500 |

L'analyse de 21 articles occupe la surface d'une feuille qui, étant repliée, présente encore sur ses première et quatrième pages :

1° La valeur et le nombre des articles par sections ;

2° Le prix détaillé du confectionnement de chaque article.

Ces trois feuilles d'inventaires donnent donc l'analyse de 63 articles étudiés sous 18 rapports différents.

C'est-à-dire qu'il suffit de leur donner un coup d'œil pour répondre immédiatement et avec précision aux questions suivantes :

*Combien le service a-t-il de draps, de chemises, etc. par homme ?*

*Quel est, chaque année, sur tel ou tel article de linge, d'habillement ou de literie, le déficit, sous le rapport du nombre et de la valeur ?*

*Combien faut-il dépenser partiellement sur chaque article ou en masse sur leur ensemble, pour entretenir leur nombre, ou le relever chaque année à l'état normal ?*

D'après la disposition ordinaire de leurs inventaires étrangers à cette méthode analytique, beaucoup de services, quoique bien tenus, ne pourraient ici faire une réponse immédiate et précise.

C'est donc pour obtenir ce rapport constant entre le personnel et le matériel, entre ce dernier et les ressources d'entretien, que nous avons ressenti le besoin de former ces tableaux, afin d'avoir des calculs toujours faits, et qu'il est aussi rapide que facile de renouveler par semestre pour le linge et l'habillement, et par année pour la literie.

L'expérience nous dira si ce mode est à maintenir ou à modifier. Le perfectionnement deviendrait plus facile, si chacun, dans le seul but d'être utile, exposait simplement le procédé qu'il a cru devoir suivre, et les résultats qu'il en a obtenus.

## RÉGIME DIÉTÉTIQUE ET ALIMENTAIRE.

Le personnel des malades et employés compose deux catégories. — La première recevant la ration comme étant valide physiquement, la seconde soumise au régime diététique, gradué pour elle suivant les variantes de sa position physico-morale.

Nous tenons donc des feuilles diététiques individuelles formant un cahier mobile, à l'effet d'en éliminer chaque matin ceux qui améliorés peuvent reprendre la ration, et d'y faire rentrer les personnes reconnues indisposées.

Ces feuilles indiquent le nom du malade, sa date d'en-

trée à l'asile, et présentent sur sept colonnes la gra-
duation du régime

    *Bouillon, soupe,*  1/4.  1/2.  3/4.  *Ration.*
             1/8
    *Grammes*    80    180   360   530.   750.

Il suffit, en faisant l'appel de ces malades, d'avancer
ou reculer une date sur l'une des colonnes, suivant que
l'on augmente ou diminue la fraction. La date reste per-
manente tant que la quotité ne change pas.

Chaque feuille imprimée sur les deux côtés peut durer
plusieurs années et présente d'un seul coup d'œil la vie
diététique des malades. — Sur la partie droite de cette
feuille existe un bulletin thérapeutique.

Nous venons de relier en un volume les feuilles de
1842 à 1851. Chaque page y résume le régime d'une
personne pendant une période décennale.

A cet appel des feuilles diététiques fait au bureau,
assistent :

    MM. BILLON, économe;
        LE BERRE, chef de clinique;
        PICART, infirmier-major;
        MOREAU, infirmier, aide-major.

L'économe compte les fractions au fur et à mesure que
le médecin les prescrit, en nommant chaque malade;

Le chef de clinique inscrit les prescriptions thérapeutiques;

L'infirmier-major se pénètre des observations cliniques
faites séance tenante;

L'aide-major inscrit le nom des régimés sur une liste à
colonne indiquant la fraction diététique.

Ces quatre opérations se font simultanément et servent

à faire la balance quotidienne du régime mentionnant sur son premier tableau, article pain :

1° Le nombre des personnes à la ration ou au régime;

2° Le nombre des rations relatif à ces deux catégories;

3° Les totaux numérique et métrique des rations à livrer par l'économe;

4° L'économie produite par le régime.

EXEMPLE :

Si 254 personnes avaient été à la ration, elles auraient représenté 254 rations de 750 grammes, en poids ci.............................. 190 k. 500

Mais par le fait de 67 régimés, le nombre des rations s'abaissant à 227, ci.......... 170    250

L'économie ou différence que donne le régime est de........................ 20 k. 250

Cette balance étant faite, on en déduit le relevé qui sert de gu ideaux pesées de chaque office.

Ce relevé indique le nombre des personnes aux bouillon, soupe, $^1/_4$ — $^1/_2$ — $^3/_4$ — ration.

L'ensemble de ces quantités représente les 170 kilos 250 à partager entre les deux offices.

La balance de régime, et le relevé sont mensuels.

Il suffit d'y inscrire chaque jour une ligne de chiffres totalisés au dernier jour du mois.

Cette balance est pour l'économe le point de départ de toutes ses écritures au journal général.

Son premier article de sortie *pain* est inscrit comme suit:

Pain. — Pour 254 personnes = 227 rations × 750, savoir :

|  |  |  |  |  |
|---|---|---|---|---|
| 2ᵉ Office. — 200 personnes dont 50 régimés = 185 rations | | | 138 k. | 750 |
| 1ʳᵉ Office. — 54 | 17 | 42 | 31 | 500 |
| Totaux. 254 | 67 | 227 | 170 k. 250 | |

4

C'est-à-dire que pour tous les articles à livrer à chaque office, l'économe trouve le total de chaque livraison en multipliant par la quantité allouée le nombre des rations.

EXEMPLE :

POISSON FRAIS. — 2ᵉ Office. — 185 rations ✕ 250 = 46 k. 250 } 56 k. 750
          1ʳᵉ Office. — 42        250   10   500 }

La quantité allouée varie suivant l'article et l'application qui en sera faite.

Voici pour exemple dans quelle proportion les articles suivants sont calculés par ration :

| | |
|---|---|
| Viande, . . . . . . . . . . . . . . . . . . . | 250 grammes. |
| Poisson frais. . . . . . . . . . . . . . . | 250 |
| Poisson sec. . . . . . . . . . . . . . . . | 200 |
| Légumes pour la marmite. . . . | 100 |
| Sel pour la marmite. . . . . . . . | 10 |
| Pommes de terre pour plats. . | 400 |
| Idem. en supplément. | 100 |
| Haricots secs. . . . . . . . . . . . . | 120 |
| Riz. . . . . . . . . . . . . . . . . . . . . | 60 |
| Farine d'avoine. . . . . . . . . . . | 200 |
| Farine de sarrazin. . . . . . . . . | 200 |
| Pruneaux pour plats. . . . . . . . | 120 |
| Idem. dessert. . . . . . . | 60 |
| Lard pour plat. . . . . . . . . . . . | 120 |
| Lait avec bouillie. . . . . . . . . . | 50 centilitres. |
| Bouillon pour deux soupes. . . | 120 |

La livraison de toute quantité dépendra donc du multiplicateur que leur donnera l'article pain, dont voici la répartition entre les repas :

| RÉGIME<br>**DU PAIN**<br>POUR<br>Les tables de l'Asile. | NOMBRE DE GRAMMES POUR | | | | |
|---|---|---|---|---|---|
| | RATION<br>750 | 3/4<br>530 | 1/2<br>360 | 1/4<br>180 | 1/8 soupe.<br>80 |

**1er OFFICE.**

Déjeuner 9h. — Pain avec :

| | | | | | |
|---|---|---|---|---|---|
| Café, thé, ou chocolat..... | 100 | 75 | 50 | 25 | 30 |
| Viande ou légumes....... | 200 | 150 | 100 | 50 | » |
| Total......... | 300 | 225 | 150 | 75 | 30 |

Diner 5h. — Pain avec :

| | | | | | |
|---|---|---|---|---|---|
| Potage.................. | 100 | 75 | 50 | 25 | 30 |
| Aliments gras ou maigres.. | 200 | 150 | 100 | 50 | 50 |
| Supplément............. | 150 | 80 | 60 | 50 | » |
| Total......... | 750 | 530 | 360 | 180 | 80 |

**2e OFFICE.**

| | | | | | |
|---|---|---|---|---|---|
| Pain à déjeuner.......... | 200 | 150 | 100 | 50 | 20 |

Diner. — Midi.

| | | | | | |
|---|---|---|---|---|---|
| Avec potage............. | 100 | 75 | 50 | 25 | 30 |
| Pain à la main........... | 175 | 120 | 80 | 40 | » |

Souper. — 5 heures.

| | | | | | |
|---|---|---|---|---|---|
| Avec potage............. | 100 | 75 | 50 | 25 | 30 |
| Pain à la main........... | 175 | 120 | 80 | 40 | » |
| Total......... | 750 | 530 | 360 | 180 | 80 |

RÉCAPITULATION :

Pain de soupe.

| | | | | |
|---|---|---|---|---|
| Pour 5.................. | 500 | 325 | 250 | 125 |
| Pour 10................ | 1000 | 650 | 500 | 250 |

Pain à la main.

| | | | | |
|---|---|---|---|---|
| Pour 5................. | 750 | 600 | 400 | 200 |
| Pour 10................ | 1500 | 1200 | 800 | 400 |
| Viande , grammes........ | 250 | 160 | 125 | 60 |
| Bouillon , centilitres...... | 120 | 90 | 60 | 30 |

Les tables étant de 10 personnes, il est facile de peser le pain ou la viande, par soupière de cinq ou par plat de dix; de savoir le poids des paniers de pain à la main, dont les quantités individuelles passent sur une bascule au fur et à mesure que le pain est détaillé.

Tel est le mode que nous avons adopté pour rendre le règlement du régime aussi simple que rapide, nous le faisons en moins de 20 minutes: il nous fallait substituer ce mode d'opérer aux habitudes qui dans les hôpitaux ordinaires exigent tant d'écritures et un personnel nombreux.

Notre but a été d'agir avec précision, économie de temps, et d'imprimer surtout une justification mutuelle aux prescriptions médicales et aux écritures de la comptabilité matière, ce qui sous le point de vue pratique, n'est pas encore bien clairement défini dans les instructions.

La balance quotidienne de régime, comprend trois tableaux pour *pain, vin et tabac,* disons un mot de ces deux derniers articles.

*Vin.* — Depuis quelque temps la population de l'Asile est d'environ 260 personnes. — 230 malades et 30 personnes fonctionnaires, employés de tout grade, et ouvriers auxiliaires.

La distribution du vin ne pouvant être générale, il s'en suit qu'elle ne s'applique qu'à $1/8$ du personnel, et que pour allouer seulement 20 centilitres par jour à tous ceux qui sont à la diète de vin, il faudrait augmenter la dépense de 4,800 fr. c'est-à-dire recevoir 10 centimes de plus sur 48,000 journées d'indigens.

Lorsque la médication a beaucoup de peine à relever les forces de tant de sujets énervés, et que même appliquée aux plus valides, elle a pour base le travail qui exige un régime réparateur, il est sensible que si l'usage du vin n'est point généralisé c'est par insuffisance du prix de journée.

Les livraisons quotidiennes faites par centilitres se réduisent :

| | | | | |
|---|---|---|---|---|
| Pour l'économe à........ 50 | | Pour les pensionnaires de : | | |
| Pour le chef de clinique à... 50 | | 1re classe. — Ration....... 50 | | |
| Pour l'infirmier-major à.... 50 | | 2e | 3/4 | 35 |
| Pour chaque aide-major à... 25 | | 3e | 1/2 | 25 |
| Pour chaque veilleur à..... 25 | | 4e | 1/5 | 10 |

Aux infirmiers ou indigens malades on alloue 10 à 20 centilitres, et suivant la saison on fait de l'abondance pour les tables du 2e office.

*Tabac*. — Il faut encore user ici de la plus grande parcimonie, réduire la dépense par un mélange de feuilles hétérogènes, et se borner à ne donner que 10 grammes par jour à chaque aliéné qui travaille, et à répartir 120 grammes entre tous les infirmiers.

Le 2e office des malades indigens et infirmiers ordinaires étant à 100 mètres du pensionnat, qui d'ailleurs fait ses deux repas à des heures différentes, il a été essentiel de placer un 1er office dans le soubassement même du pensionnat.

Cette division qui conserve l'économie du chauffage, permet de fonctionner avec plus d'ordre, et de donner plus de soin à des préparations qui n'étant plus faites en face de ceux qui n'y prennent point de part, ont habitué le 2e office à trouver plus de satisfaction dans son propre régime.

Le dimanche matin nous arrêtons avec l'économe les cartes hebdomadaires de chaque office, on s'efforce constamment de ne pas trop répéter le même menu, de croiser à distance les alimens de même genre.

En 1852 , le premier office a reçu du poisson frais plus de cent fois, et le deuxième une fois par semaine. — Nous avons satisfait aux habitudes du pays en donnant les jeudi et dimanche un supplément de lard , en conservant aux soupers des samedi, vendredi et mercredi, les crêpes , les bouillies de blé noir et d'avoine.

Pendant la saison froide et humide , le deuxième office reçoit à déjeuner une bonne soupe à la graisse et aux lé-gumes, et chaque indigent a par semaine 10 soupes gras-ses et 6 plats de viande.

RÉCAPITULATION :

Le total estimatif de la valeur actuelle de l'inventaire général, s'élève à 80,000 francs, savoir :

| | |
|---|---:|
| Literie.......................... | 20,000 |
| Habillement et lingerie....... | 26,000 |
| Meubles fixes................. | 25,000 |
| Meubles mobiles............. | 6,000 |
| Inventaires partiels......... | 3,000 |
| Total....... | 80,000 |

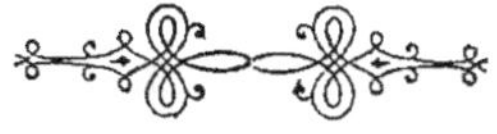

# OBLIGATIONS MÉDICO-LÉGALES.

L'expérience acquise depuis quinze ans sur l'exécution de la loi du 30 juin 1838, permet, sous le point
de vue pratique, d'émettre une opinion sur les obligations qu'elle impose.

Le certificat médical exigé par l'article 8 n'est pas
toujours présenté à l'appui des admissions d'office, et
quand il figure au dossier des placements volontaires,
on y trouve rarement les commémoratifs « *indiquant les
particularités de la maladie.* »

Le premier rapport fait dans les 24 heures de l'ad-
mission, et le deuxième adressé à l'expiration de la première quinzaine, sont deux actes importants qui nous
ont toujours inspiré beaucoup d'intérêt comme analyse
des causes, prodromes, moyens employés, comme exposé du pronostic indiqué par l'âge, l'état aigu ou chronique, le délire partiel ou général, affectant à la fois
l'entendement et la volonté, ou seulement l'une de ces
puissances.

L'exécution immédiate des articles 8 et 11, loin de
nous paraître se réduire à l'accomplissement d'une simple formalité, nous a toujours porté à rendre sérieuse
et bien étudiée la rédaction de ces premiers rapports
qui ont une si grande importance médico-légale.

De même, nous sommes-nous efforcé de donner quelque valeur aux notes mensuelles prescrites sur le registre voulu par l'article 12.

En admettant qu'après un temps prolongé, et surtout à l'égard de certains aliénés, ces notes soient exposées à de fastidieuses répétitions, nous retrouvons un nouvel intérêt à résumer l'observation dans les notes semestrielles dont l'administration a besoin pour apprécier la décision qu'il conviendra de prendre sur l'opportunité de maintenir, ou de faire sortir chaque malade, si dans l'intervalle il n'y a pas eu lieu de lui appliquer les articles 13, 14, 23 ou 29.

L'exécution de l'article 20, quoique besogneuse, ne laisse pas que d'être l'obligation la plus médicale de la loi.

Toute personne, dit l'article 13, cessera d'être retenue dès que les médecins auront déclaré sur le registre analytique « *que la guérison est obtenue.* » L'art. 23 ajoute, s'ils déclarent : « *que la sortie peut être ordonnée.* »

Nous avons souvent reconnu combien il y avait eu de prudence à placer un exéat sous l'empire de ces deux formules qui permettent une grande latitude.

L'expérience démontre qu'à l'égard de tout sortant, son avenir va dépendre de la position qui lui aura été ménagée. Dès-lors que ces prévisions sont garanties, « *la sortie peut être ordonnée,* » sans que la guérison soit obtenue complétement; en d'autres termes, on exposerait une guérison obtenue, si rien n'avait été bien garanti pour que *la sortie pût être ordonnée.*

La loi qui a consacré plusieurs articles en faveur de l'exéat, « *même avant que la guérison soit obtenue* »

( art. 14 ), a-t-elle mis autant de sollicitude à l'égard d'un traitement devenu obligatoire ?

Elle accorde aux familles la faculté de placer, dès l'invasion; mais dans les placements d'office, elle ne les sanctionne que si la maladie trouble l'ordre public ou compromet la sûreté des personnes.

Est-il rationnel, à l'égard des indigents plus exposés à des causes nuisibles, d'attendre pour agir officiellement que la maladie soit arrivée à cet état d'aggravation qui trop souvent ne se manifeste que longtemps après l'invasion, toujours négligée tant qu'elle est tolérable ?

Il est vrai que l'article 25 autorise par voie d'exception à placer un aliéné à titre de non dangereux; mais cette disposition, assimilée aux placements volontaires, éludée par l'indifférence, redoutée en vue de contracter une dépense, est rarement mise en pratique.

Depuis 27 ans, l'asile n'a reçu que quatre malades entrés comme aliénés non dangereux, distinction qui, médicalement, est si difficile à bien établir.

Personne plus que nous ne s'est pénétré du sens éclairé qu'il faut appliquer à l'exécution d'une loi qui en protégeant la liberté de l'homme se préoccupe également de sa raison dans l'intérêt de la société.

Aussi voyons-nous un complément nécessaire à l'observation médicale de chaque malade dans les rapports qui nous sont demandés avant et après la sortie à l'effet d'analyser le bénéfice obtenu et de faire connaître les conditions dans lesquelles va rentrer le convalescent.

C'est à nous que revient cette sollicitude prévue par l'article 15, qui nous charge de résumer auprès de l'administration ce qui a été prévu pour atténuer les chances d'une rechute qui aurait moins de fréquence si l'avenir des sortants restait placé sous la protection d'une société de patronage.

N'oublions pas combien la section 4 de la loi abonde en motifs de bienfaisance à l'égard du malade. — Le temps n'est plus où, pour arriver à une médication tutélaire, il lui fallait avoir passé par les dépenses et les longueurs de l'interdiction qui, en cas d'exéat, comprimait encore la position du convalescent.

C'est au sein des commissions de surveillance que se concentre la sollicitude appliquée à chacun pour l'administration provisoire de ses intérêts.

En résumé, cette loi de 1838 est un bienfait qui contribue au bien-être de l'époque, aussi nos voisins se sont-ils empressés d'en profiter pour combler le vide de leur législation.

Ce serait donc mal interpréter les obligations médico-légales qui nous incombent que de les réduire à des formalités, au lieu d'y voir comme il convient les garanties d'une bonne observation clinique.

Pénétré de cet esprit, nous nous sommes empressé, dès 1840, d'ouvrir des registres analytiques par tome de cent dossiers disposés suivant toutes les prévisions de la loi, pour le placement, la maintenue, la sortie des malades.

En tête de ces registres, sont placées des feuilles destinées aux personnes qui, en vertu de l'article 4, ont le droit d'y apposer leurs observations.

Le service de l'Asile, à l'occasion de ces visites officielles, a toujours été assez heureux pour mériter des mentions honorables; il les doit à MM. les Préfets du département, les Inspecteurs généraux, les Procureurs impériaux du chef-lieu et de la cour de Rennes.

## CLASSIFICATION ET CLASSEMENT.

Un médecin aliéniste doit, sous le point de vue théorique et pratique, se faire une classification propre à interpréter l'état du personnel, et admettre un classement qui favorise la médication.

Il est fâcheux que, depuis 1838, on ne se soit pas mis à l'étude d'une classification qui, en se généralisant, eût été la condition essentielle de cet esprit d'unité qui nous manque encore.

Sous l'empire de ces différences qui composent les vues théoriques, comment arriver à fondre tant de résultats difficiles à coordonner. Il est temps que la science, qui mesure les degrés de la raison, se fasse aussi un système métrique pour sortir du vague où marche la nosographie mentale.

Si la classification dépend des idées systématiques que l'on a préférées, il n'en est pas de même du classement assujetti aux dispositions locales ; ce qu'on peut faire de mieux, c'est de compenser l'un par l'autre, le genre d'imperfection qui se produira toujours en pareille matière sur laquelle on nous permettra quelques réflexions.

### 1° CLASSIFICATION.

Chacun de nous, dans l'isolement où il fonctionne, admet la théorie qui s'accorde avec sa vie pratique. Nous avons donc adopté pour cadre nosographique trois divisions dont les sections s'appliquent à douze séries.

**1re DIVISION.**

—

Aliénés dangereux dont l'état congénial ou acquis progresse sans apparence d'altérations organiques.

**1re SECTION.**

—

Oblitération totale des conceptions et volitions, avec fureur erratique.

**1re Série.** — Vice congénial progressant dans l'imbécilité et l'idiotie.

**2e Série.** — Oblitération acquise, ou démence par dégénérescence d'une folie chronique.

**2e SECTION.**

—

Oblitération partielle de l'entendement et de la volonté avec accès périodiques.

**3e Série.** — Abaissement physico-moral par dégénérescence d'un vice congénial.

**4e Série.** — Abaissement physico-moral par dégénérescence d'une imbécilité acquise.

**3e SECTION.**

—

Aberration partielle ou générale dont l'état chronique dégénère en oblitération.

**5e Série.** — Monomanie et polymanie, délire intermittent ou périodique de l'entendement avec trouble corrélatif de la volonté malgré l'influence d'un régime tutélaire.

**6e Série.** — Monomanie et polymanie, avec lucidité de l'entendement et aberration de la volonté privée d'un régime tutélaire.

**2e DIVISION.**

—

Malades dont la folie chronique progresse avec aggravation de lésions organiques.

**4e SECTION.**

—

Oblitération congéniale ou acquise aggravée par :

**7e Série.** — Le mutisme.

**8e Série.** — L'épilepsie.

**9e Série.** — La surdité.

**10e Série.** — La paralysie partielle ou générale.

**3e DIVISION.**

Malades entrés à titre d'aliénés dangereux ou non dangereux.

**11e Série.** — Dont l'aberration présente des chances de curabilité.

**12e Serie.** — Dont le retour à l'état normal permet de les rendre à la société.

Nous sommes le premier à ressentir ce que cette manière de classer a d'imparfait, aussi ne mentionnons-nous cet état que pour faire connaître le cadre dont nous nous sommes servi.

Dans la première section, l'oblitération est totale, dans la seconde, partielle ; la troisième section tend à descendre ces deux degrés.

L'idiot de naissance, et l'homme qui fut intelligent, prennent place dans les première et deuxième séries, puis après eux viennent les sujets qui, oblitérés dans la volonté, ont encore un peu de lucidité dans l'entendement.

La cinquième série s'applique à ceux qui débutent par de l'aberration générale ou partielle, la sixième comprend la folie raisonnante.

La deuxième division n'est qu'une récapitulation de la première, avec des motifs d'aggravation qu'il est essentiel de distinguer.

Quand à chaque semestre, nous reclassons notre tableau nosographique, divers sujets changent de place sur nos trois divisions.

Nous admettons dans la dernière ceux dont la position ne paraît pas encore trop aggravée par l'âge, une invasion trop ancienne, un type périodique affectant plutôt la volonté que l'entendement : ce qu'il y a de moins curable pour nous, c'est la folie qui raisonne.

2° CLASSEMENT.

D'après les dispositions si défectueuses du premier plan de l'Asile, on ne peut y multiplier les conditions du classement. Nous n'avons réellement que deux quartiers distincts et sans communication : le pensionnat et le parallélogramme des indigents.

Cette manière d'être nous a forcé à contracter une vie commune, avec mouvemens d'ensemble, système contraire aux habitudes que l'on suit.

Les Asiles neufs ont des quartiers d'agités, de tranquilles, de gâteux, d'épileptiques, de convalescents ; ici, il a fallu forcément composer avec ce mélange une seule compagnie, tellement modifiée par la discipline que les nuances s'effacent, quand la colonne est en rang.

A force d'influence sur les habitudes, notre cour générale est aussi calme que si elle ne se composait que d'une seule catégorie d'aliénés tranquilles ; et aujourd'hui que malgré ce mode irrégulier nous sommes accoutumé à cette fréquentation de 200 personnes, nous trouvons dans ce mouvement une animation qui nous paraît aussi avoir quelque valeur. C'est-à-dire que si nous avions la faculté de scinder le personnel en huit cours de 25 malades, le service nous semblerait frappé de monotonie. — J'ai éprouvé ce sentiment lorsque visitant des maisons parfaitement tenues, je ne voyais dans une série de petites cours, circuler qu'un petit nombre de personnes.

Il faut donc que l'influence d'une règle généralisée soit puissante, pour que nous n'ayons pas trop à accuser nos habitudes. — Un coup de baguette suffit pour que 200 aliénés se placent, s'alignent, répondent, se taisent et marchent au pas au bruit cadencé de quatre caisses.

Notre classement est plus convenable sous le rapport du coucher dont nous avons indiqué les sections dans la description des édifices, où la surveillance, au lieu de s'affaiblir en se divisant, se multiplie par la disposition exceptionnelle de l'intérieur, à jour vitré d'un bout à l'autre, avec intercallation de services spéciaux, tels que bureaux, lingerie, cuisines, salles de bains, ateliers, etc.

Nous le répétons, la nécessité seule a conduit à ce mode qui contraste avec le classement de la science. Je sens que dans les asiles neufs tout est plus méthodique mais enfin l'exception où nous sommes jouit de je ne sais quel entrain qui ailleurs se retrouve moins.

On m'excusera de parler ici comme un père qui voit assez peu les défauts de ses enfants, mais on m'eût blâmé si j'avais passé sous silence ce côté singulier de notre vie commune qui avec quelques modifications pourrait s'ériger en idée systématique.

# DE LA MÉDICATION.

La supériorité d'un vaisseau est dans sa structure, ses manœuvres, son équipage ; il en est de même d'une maison d'aliénés ; sa valeur est dans la disposition des lieux, la règle du service, l'intelligence d'agents dévoués, leur confiance dans celui qui dirige et dont ils soutiennent les inspirations.

Un service à monter de cette manière n'est pas une œuvre facile, il faut du temps pour que les habitudes aient de l'ascendant et qu'on en déduise le bien qui doit se produire.

La médication serait insuffisante dans un asile d'aliénés si comme dans les hôpitaux ordinaires elle se bornait à la clinique du matin.

Il faut que dans le cours de la journée elle soit incessante près des malades observés dans l'isolement, ou la communication, pendant le travail ou les récréations ; c'est à la tête qui dirige d'imprimer à tous de la rectitude dans les actes, c'est à force de substituer par soi-même et ses intermédiaires, sa propre volonté à celle qui chez le malade s'est absentée du logis, qu'on réussit à replacer du bon sens dans les volitions : la folie est moins difficile à rectifier dans les idées que dans les actes, on arrive à faire raisonner un aliéné plutôt qu'à le faire agir sensément, c'est vers ce point que la médication doit incliner avec toute sa force, car il n'y a de guérison que si la conduite n'a plus besoin de régime tutélaire.

La médication doit être physique et morale. — Vouloir que l'une absorbe l'autre, c'est ignorer le pouvoir de leur combinaison.

La sanguification et l'innervation réagissent l'une sur l'autre, la première s'abaisse si la seconde s'affaiblit; l'une se régénère au contact de l'air oxigéné, l'autre puise dans notre milieu les courants de la pile cérébrale : tout le reste se réduit à des fonctions viscéralgiques pour l'entretien de l'organisme.

La vitalité est dans cet équilibre, c'est à la médication d'y veiller, c'est de là que découle sa puissance morale.

La médecine mentale est partout, dans les modificateurs du régime, du sang, du système nerveux, tout cela se lie tant il y a d'unité dans la vie; elle s'abaisse si l'assimilation, si la surface respiratoire, si l'influx nerveux diminuent. — Elle se relève si ces trois principes reprennent mutuellement de la force et de l'harmonie.

Il y aurait ignorance et préjugé à dire qu'en fait de folie il n'y a presque rien à faire, c'est au contraire le champ le plus vaste ouvert à toutes les ressources de la thérapeutique, qui ne peut avoir d'efficacité que là où rien ne la contrarie, où elle règne d'une manière absolue au sein de conditions qui lui étant soumises, multiplient sa vertu.

A force de soins puisés dans l'hygiène, on peut amoindrir chez les aliénés le cours de ces maladies incidentes dues à beaucoup d'imprécautions, on voit moins d'apoplexies soudaines, de cas subits d'hémiplégie, depuis qu'une attention minutieuse prévient tout écart de régime chez les démens, les épileptiques qui mangent sans conscience, et quand il n'est plus donné de refaire un organisme usé, de rendre vivaces des perceptions oblitérées, un bon service adoucit au moins le triste côté de l'incurabilité, et s'il prolonge la vie physique c'est pour lui conserver encore les allures et les apparences de la raison.

Hâtons-nous de dire l'immense progrès obtenu dans l'état moral de l'Asile, depuis qu'un service spirituel a comblé le vide où l'on a végété pendant plusieurs années. — La médication des aliénés était si mal comprise que même le pasteur de la paroisse ne pouvait communiquer avec un malade sans une autorisation.

Dès que nous prîmes la direction de cet Asile, notre première pensée fut donc de rectifier l'opinion sur ce point.

De 1826 à 1840, aucune voix ne s'était élevée à l'intérieur pour la prière commune, dès qu'elle fut dite nous la vîmes accueillie avec recueillement, et bientôt ayant essayé de faire célébrer quelques messes à la chapelle de Saint-Pierre, éloignée d'une demi-lieue, on cita la tenue du personnel pendant l'office comme un sujet d'édification.

Je pus donc dans l'évolution du deuxième plan, me permettre d'y comprendre une chapelle qui fut consacrée le 12 septembre 1848, sous le vocable de *Saint-Athanase,* ayant donné son nom à l'Asile, à la grande satisfaction des familles qui dans cette désignation de la maison aiment à éviter l'expression d'*aliénés.*

Nous nous sommes empressé d'installer un orgue dont l'harmonie peut être écoutée de ceux qui ne sauraient entendre une autre voix ; nous devons un cours de plainchant à la patience de M. l'Aumônier, et bientôt se sont formés des choristes aux leçons d'accompagnement données par M. Lack, maître de chapelle de la cathédrale.

De jeunes malades ont fait leur première communion ; nous voyons aux grandes fêtes, plusieurs personnes approcher de la sainte table, aucun office ne s'est encore trouvé le moindrement troublé malgré que *tout le personnel y assiste*. — Ces résultats qui forment un si heureux contraste avec l'état négatif du passé, nous les devons à M. l'abbé Moëllo, c'est au nom de l'Asile que nous aimons à rendre grâce à son affectueuse collaboration si utile au bien-être et à la médication des malades.

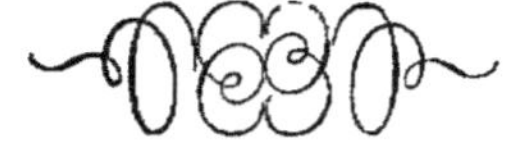

# TRAVAIL DES ALIÉNÉS.

Nous avons dit que depuis 1842, la moyenne de nos journées s'était abaissée de 1 f. 07 à 0 f. 87 et qu'il avait fallu s'ingénier pour compenser cette différence par les bonifications du travail.

En admettant que depuis 10 ans la moyenne du nombre des journées dans le service des aliénés indigents ait été annuellement de 40,000. — Il s'en suit que :

D'après l'ancien tarif elles auraient produit. 42,800 fr.

Tandis que le nouveau a réduit leur rapport à............................................ 34,800

Différence en moins....... 8,000 fr.

Or si avec cette atténuation de recettes soit 80,000 fr. de moins en dix années, nous avons pu réaliser plus qu'on ne fit avant nous, c'est que nous avons trouvé la compensation de cette différence de 20 centimes dans les résultats du travail appliqué, aux terrassements, à la culture, aux détails intérieurs des bâtiments, à la confection des articles de mobilier, vêture, lingerie et literie.

On nous permettra sur ces divers points un rapide coup-d'œil.

1° TERRASSEMENTS ET CULTURES.

Nous avons à l'intérieur du parc manœuvré sur 40,000 mètres superficiels qui peuvent s'élever au cube par la multiplicité des masses qu'il a fallu déplacer pour extraire sable et pierres, former des terrasses, des accidents variés, et composer au rateau et au crible une terre meuble de 80 centimètres de profondeur quand la couche superficielle n'en avait pas 30 à l'état primitif.

En dehors de ces opérations nous pouvons ajouter plus de 10,000 mètres cubes remués pour nivellement, aqueducs à l'intérieur des cours; pour creusement de caves et fondations, transports d'attraits et de matériaux dans la construction des édifices dont les travaux préparatoires ont toujours été à la charge des ateliers de l'établissement.

Mentionnons encore au nord de l'Asile la route de l'hippodrome que les ateliers ont faite sur 800 mètres d'étendue; quand fut ouverte la porte cochère donnant sur cette voie, le seuil était à l'intérieur dominé par 1 mètre de terrain, et lui-même était à 2 mètres au-dessus du fond du chemin.

Sans tenir compte de tout ce qui a été économisé à l'égard des constructions et des nivellements ordinairement si couteux, nous nous bornons à constater que par le fait de nos travaux la culture du parc produit actuellement 1,500 fr. de plus qu'en 1840. — C'est l'intérêt de 30,000 fr.

Or 30 personnes à 200 jours ouvrables par an donnent 6,000 journées soit en 10 ans 60,000, lesquelles à 0 f. 50, représentent le capital de 30,000 fr.

### 2° TRAVAUX A L'INTÉRIEUR DES BATIMENTS.

Dans les constructions adjugées pour le développement gradué de cet Asile, nous avons eu soin de réserver tout ce qui pouvait être confectionné par les ateliers.

Les parties neuves nous ont toujours été livrées complètement nues, sans plafonds ou divisions intérieures; l'aile occidentale bâtie en 1852, fut même adjugée sans fenêtres, portes et planchers.

Ce sont les ateliers de l'Asile qui ont pourvu à l'exécution de tous ces détails d'intérieur, et au lieu de les traiter en œuvre courante ils les ont partout convertis en ouvrages de sujétion qui auraient coûté le double à l'entreprise.

Nous le répétons, ce sont les ouvriers de l'Asile qui ont refondu le premier plan à l'intérieur où pas une porte et fenêtre n'a échappé aux rectifications, où partout les lambris se répètent, où plus de 240 ouvertures à arcades de 1 mètre 50 de largeur, sur 2 mètres 50 de hauteur, dissimulent un peu l'étroitesse des bâtiments et donnent beaucoup de distinction à la physionomie intérieure.

### 3° TRAVAUX POUR MOBILIER.

Nous pensons qu'il y a peu de service où le mobilier ait été comme à cet asile presqu'entièrement confectionné par les malades et les infirmiers.

Excepté les lits en fer provenant de Paris, nous avons fait et varié tous nos modèles pour ameublement des bureaux, lingerie, pharmacie, magasins, cuisines et toutes les pièces du service intérieur où chaque meuble a été soigné comme à bord d'un vaisseau suivant la place fixe qu'il devait occuper.

Le moyen d'apprécier le résultat de ces travaux si multiples c'est de dire que sur l'inventaire des meubles évalués à.............................. 25,000 fr.

La partie confectionnée par l'Asile, s'élève à.   15,000

Nous pouvons résumer sous la forme suivante ce qui s'est fait au bénéfice des bâtiments et du mobilier, savoir :

10 ouvriers à 300 jours ouvrables par an, donnent 3000 journées soit en 10 ans 30,000 , lesquelles soldées à des ouvriers externes auraient coûté au moins 45,000 fr.

L'Asile peut donc être considéré comme ayant bénéficié :

1° $^1/_3$ au moins sur le solde de ce personnel. 15,000 fr.

2° Même valeur sur l'ensemble des matières premières, converties en articles confectionnés. 15,000

$$\overline{\qquad\qquad}$$

30,000 fr.

### 4° TRAVAUX DE LINGERIE, DE VÊTURE ET DE LITERIE.

Nous avons réussi à combiner un double boni dans cette partie de nos travaux en obtenant à meilleur compte les matières premières, et en rattachant un peu d'économie à notre propre confectionnement.

Voici à ce sujet un aperçu qui peut être prélevé sur l'ensemble des articles confectionnés dans le cours de la dernière période décennale, les quantités seront évaluées en chiffres ronds et leurs bonis ne seront figurés qu'au dessous des résultats habituels.

|  | boni | produit. |
|---|---|---|
| 2,000 pantalons de toile.......... | 0 f. 25 | 500 |
| 2,000 pantalons de drap.......... | 2 00 | 4,000 |
| 2,000 gilets de drap............ | 1 00 | 2,000 |
| 1,000 gilets de berlinge.......... | 0 50 | 500 |
| 1,000 vestes de drap............ | 3 00 | 3,000 |
| 1,000 vestes de berlinge.......... | 1 00 | 1,000 |
| 2,000 draps de lit en toile........ | 2 00 | 4,000 |
| 200 matelats.................. | 5 00 | 1,000 |
| 2,000 chemises de toile.......... | 0 25 | 500 |
| 2,000 blouses.................. | 0 25 | 500 |

*A reporter*.......... 17,000

*Report*. . . . . . . . . . . . . 17,000

2,000 chaussettes de laine. . . . . . . . 0 25   500

1,000 paires de souliers. . . . . . . . . 0 50   500

4,000 chaussons de cuir. . . . . . . . . 0 50 2,000

           Evaluation. . . . . . . . . . 20,000

### RÉCAPITULATION.

1° Travaux du parc évalués à... 30,000

2° Bonification du travail appliqué
aux bâtiments et mobilier.... 30,000   } 80,000

3° Economie sur divers confec-
tionnements............... 20,000

Soit 8,000 fr. par année depuis 10 ans, représentant la différence de 20 c. retranchés à notre prix de journée.

Cette valeur quoique fictive démontre que sans elle, c'est-à-dire sans la création des ateliers et le produit du travail, il eut fallu dépenser en numéraire ce qui est représenté par le bénéfice de la main-d'œuvre, en d'autres termes il est évident que sans l'appui du système suivi depuis l'abaissement du tarif, le développement de l'Asile n'aurait pu être obtenu tel qu'il se présente aujourd'hui.

### RÉMUNÉRATION DU TRAVAIL.

Le travail en contribuant à notre économie a été d'une grande influence pour favoriser plusieurs guérisons, et en général relever la vie morale du service, où l'ennui devait disparaître avec les formes pénitentiaires du passé.

Malgré la faiblesse si évidente de nos ressources, nous avons voulu nous mettre à l'égal des établissements qui en ont donné le généreux exemple, par la création d'un petit pécule en faveur des travailleurs qui rendent des services réels.

Cette disposition bienveillante produira une satisfaction nouvelle sur l'esprit du personnel, et lui démontrera que dans cette manière de tenir compte de la vie occupée il n'y a qu'un but, celui de guérir en réhabilitant l'esprit d'ordre et de travail sous l'empire des habitudes qui nous distinguent dans la société : c'est ainsi que la raison revient dans les actes, dans la volonté qui seule démontre et consolide la guérison.

## COUP-D'OEIL SUR LE MOUVEMENT DES MALADES.

—

### A. — PLACEMENTS VOLONTAIRES ET D'OFFICE.

Les placements volontaires balancés avec ceux d'office ont été :

>De 1826 à 1838, dans le rapport de   1/4
>De 1839 à 1852,       idem.       1/8

Les placements opérés volontairement furent donc deux fois plus fréquents avant la loi du 30 juin 1838, dont les dispositions auraient dû en augmenter plutôt que d'en diminuer le nombre.

Nous en voyons le motif de la part des familles dans l'appréhension de solder une dépense intégrale, qui leur paraît appliquée à moins de frais, si le placement est opéré d'office.

### B. — PENSIONNAIRES.

Les admissions ont fourni :

>De 1826 à 1831   1/3   }
>De 1841 à 1850   1/5   } de pensionnaires.

Au début de l'Asile les familles s'empressèrent de profiter de sa création. — Mais à partir de 1831 le service des indigens ayant peu à peu absorbé les places réservées aux pensionnaires, il s'en suivit que les familles dirigèrent leurs malades sur d'autres établissements.

Cet état défectueux avait donc amoindri les relations de l'Asile avec les familles qui aujourd'hui recommencent à apprécier les avantages qu'elles retrouvent à Quimper.

Malgré ces précédents, l'Asile sur 894 admissions a compté 200 malades, soit 2 sur 9 au compte des familles; la recette des pensionnaires, de 1826 à 1852 a bonifié de 10 centimes le tarif des indigents, différence qui pendant cette période représente plus de 70,000 fr.

On s'est donc pendant longtemps laissé aller à trop d'hésitations pour constituer le pensionnat et l'on comprendrait peu les intérêts de l'avenir si l'on ne s'efforçait de perfectionner graduellement le service offert aux familles afin d'en augmenter la valeur et le produit.

C. — AGE DES ALIÉNÉS.

Sur 894 admissions on a compté :

| | | | | | |
|---|---|---|---|---|---|
| | 20 ans 1 malade sur | | 15 | 59 | $288\ ^1/_3$ |
| | 21 à 30 | id. | 4 | 229 | |
| Au-dessous de | 31 à 40 | id. | 3 | 261 | $466\ ^1/_2$ |
| | 41 à 50 | id. | 4 | 205 | |
| | 51 à 60 | id. | 9 | 95 | $140\ ^1/_6$ |
| Au-dessus de | 60 ans, | id. | 18 | 45 | |

Ce classement se présente à l'égal d'une proportion.

Les moyens de 30 à 50 représentent la moitié environ des admissions, à cet âge où la raison subit tant d'influences diverses, tout en conservant des chances de curabilité si la maladie n'est pas livrée à elle-même.

Les extrêmes indiquent que de 20 à 30, on reçoit 1/3 des entrans et seulement 1/6 au-delà de 50. — C'est-à-dire que le premier extrême est le produit de l'oblitération congéniale et que le second exprime la dégénérescence des divers états qui de l'aberration aggravée par la chronicité, ont dû s'abaisser dans l'oblitération acquise.

D. — PROFESSIONS.

Nous les avons décomposées comme suit :

| Catégorie | | | | | Total | |
|---|---|---|---|---|---|---|
| 1ʳᵉ Catégorie. | 1. Droit, médecine, théologie, lettres, etc. | | 1/17 | 53 | | |
| | 2. Employés d'administration. | | 1/49 | 18 | | |
| | 3. Négoce. | | | 3 | 159 | 1/6 |
| | 4. Petit commerce. | | 1/33 | 27 | | |
| | 5. Propriétaires. | | 1/89 | 10 | | |
| | 6. Militaires en activité. | | 1/18 | 48 | | |
| 2ᵉ Catégorie. | 7. Malades provenant des hôpitaux maritimes de Brest. | Calfats. | | 3 | | |
| | | Ouvriers du port, marins. | 1/19 | 46 | | |
| | | Garde chiourmes. | | 6 | 120 | 1/8 |
| | | Evacués du bagne. | 1/59 | 15 | | |
| | 8. Anciens militaires et marins. | | 1/27 | 33 | | |
| | 9. Douaniers. | | 1/52 | 17 | | |
| 3ᵉ Catégorie. | 10. Ouvriers en | Bois. | 1/23 | 39 | | |
| | | Fer. | 1/81 | 11 | | |
| | | Cuir. | 1/35 | 25 | | |
| | | Divers tissus. | 1/20 | 44 | 163 | 1/6 |
| | | Pierre, plâtre | 1/81 | 11 | | |
| | | Peinture. | | 4 | | |
| | 11. Professions diverses : Boulangers, meuniers, pâtissiers, bouchers. | | | 29 | | |
| 4ᵉ Catégorie. | 12. Cultivateurs horticulteurs. | | 1/4 | 233 | | |
| | 13. Journaliers, gens de peine. | | 1/8 | 105 | 452 | 1/2 |
| | 14. Sujets sans profession. | | 1/7 | 114 | | |
| | Total. | | | 894 | | |

Ce tableau professionnel, démontre que :

## I.

La quatrième catégorie a formé la moitié des admissions, composée de cultivateurs, journaliers et auxiliaires ou gens de peine.

Il était donc essentiel d'assurer à cette majorité du personnel une occupation corrélative avec leurs habitudes comme base de la médication combinée avec l'économie.

Nous avons pourvu à cette indication qui vient d'être corroborée par l'extension du domaine agricole.

## II.

La troisième catégorie a fourni un sixième des malades appartenant à des professions ouvrières, que par les mêmes motifs il a été heureux d'utiliser au développement des édifices et du mobilier de l'Asile.

## III.

La deuxième catégorie s'est composée d'un huitième ayant eu moins d'utilité dans son application aux progrès du service ; il provenait des administrations de la guerre et de la marine, dont nous dirons un mot.

## IV.

Enfin la première catégorie représente le sixième qui a formé le personnel du pensionnat.

S'il fallait des champs aux cultivateurs, des travaux en bâtiments aux ouvriers, ne devions-nous pas aussi créer quelque chose pour ceux qui n'ont suivi que la culture de l'esprit. — Nous croyons avoir compris ces convenances, qui sont d'un vif intérêt pour les familles.

E. **MALADES PROVENANT DE LA GUERRE ET DE LA MARINE.**

L'administration de la guerre nous a confié 48 malades fournis par les corps suivants :

Troupes légères.... 4ᵉ, 9ᵉ, 10ᵉ, 11ᵉ, 16ᵉ..... 5 *malades.*

Régiments de ligne.. 2ᵉ. 7ᵉ; 11ᵉ, 13ᵉ, 15ᵉ, 20ᵉ,
    21ᵉ. 22ᵉ, 30ᵉ 31ᵉ, 34ᵉ, 37ᵉ, 41ᵉ. 51ᵉ, 52ᵉ,
    64ᵉ, 71ᵉ, 73ᵉ........................... 27.

Artillerie et génie...................... 5.

Infanterie de marine.................... 2.

Condamnés et pionniers................. 3.

Zouaves................................ 1.

Gendarmerie........................... 5.

Total, 29 corps ayant fourni en 27 ans... 48 *aliénés.*

Il est satisfaisant pour nous de constater que ces malades ont toujours été évacués sur l'Asile dans le moment le plus rapproché de l'invasion ; — que la guerre a soldé l'entretien de ces malades assimilés pour les simples fusiliers aux pensionnaires de 3ᵉ classe, jusqu'au jour de l'exéat ou de la réforme, et qu'elle a généreusement accordé la plus grande latitude pour prolonger la médication, tant qu'elle a été nécessaire pour garantir une parfaite convalescence, ou arriver à conclure qu'il n'y avait plus de chance de curabilité.

En évaluant le solde de la guerre à une moyenne de 1,000 fr., cette administration aurait versé 27,000 francs pour 48 malades, soit environ 560 fr. par malade, pour un séjour de douze à treize mois.

Quant à la marine, elle ne nous a soldé que 184 fr. 25 c. depuis 1834, et cependant l'Asile a reçu 55 aliénés évacués ou provenant de ses hôpitaux.

Nous devons le répéter dans l'intérêt des finances du département, pourquoi la marine suit-elle un système opposé à celui de la guerre? Pourquoi les malades, après un long séjour dans les hôpitaux maritimes ne sont-ils réformés que pour retomber au compte du département.

Ce mode, contraire à la loi du 30 juin 1838, est aussi nuisible à la curabilité des malades qu'à l'économie de l'Asile ; il eût bonifié ses recettes de 30,000 fr., si la marine l'avait soldé dans la même proportion que la guerre.

Le 10 avril 1847, nous eûmes l'honneur de soumettre nos réflexions à MM. les Membres du conseil de santé qui apprécièrent les relations à établir entre les hôpitaux de la marine et l'Asile de Quimper.

La même année, nous présentâmes à M. le Préfet du Finistère un rapport spécial qui fut transmis à M. le Ministre de l'intérieur, et à son collègue de la marine par M. le Préfet maritime, sur l'avis du conseil de santé.

Depuis cette époque, MM. les Membres du conseil général ont à chaque session recommandé la solution que mérite une aussi importante question.

F. CAUSES PHYSICO-MORALES.

Bien souvent les causes physiques et morales se combinent : l'abus des boissons, l'inconduite, les soucis domestiques contribuent à la même invasion.

Les causes physiques ont dû prédominer sur un personnel qui, comme le nôtre, n'a présenté qu'un sixième plus exposé aux causes morales.

Aux premières se rattachent l'influence d'un vice héréditaire, congénial, épileptique, de lésions organiques ; au rang des secondes se graduent l'inconduite, le chagrin, la jalousie, le sentiment religieux mal entendu, et un orgueil exagéré qui apparaît communément sur la majorité des aliénés.

Sur 230 malades en 1852, nous avons classé 180 causes physiques et 50 causes morales.

## CONSIDÉRATIONS

### SUR

### LES MALADES ENTRÉS, SORTIS, DÉCÉDÉS DE 1826 A 1853.

#### 1° ADMISSIONS.

Perdre la raison est ce qu'il y a de plus triste dans la vie, et cependant c'est pour les maladies de l'esprit que l'on semble avoir le moins de prudence.

A-t-on une fièvre grave, un membre fracturé, on s'empresse de recourir aux ressources de l'art; agit-on de même, si l'on est menacé de folie? Il est vrai qu'elle ne survient pas comme une blessure accidentelle, trop souvent elle progresse sourdement; on se dissimule les premiers symptômes, et l'on reste au sein des causes nuisibles.

Les riches se soignent mal, les pauvres se négligent; il s'ensuit donc une aggravation, une dégénérescence qui n'auraient pas eu lieu si dès l'invasion on avait tout fait pour y remédier.

Pourquoi encore des préjugés sur ce point? N'est-il pas aussi naturel d'aborder une maison de santé consacrée aux maladies mentales que tout autre établissement d'orthopédie ou d'eaux minérales.

La loi de 1838, à laquelle se rattache le nom du

docteur FERRUS, est un bienfait réel ; elle facilite la médication la plus immédiate. Nous sommes loin du temps où il fallait avoir été interdit pour être admissible dans une maison de santé.

Espérons que sous peu nous verrons disparaître ces dépôts provisoires où, dans les hospices civils, on croit encore devoir commencer par isoler une personne, à à l'effet de s'assurer si elle est réellement aliénée, et s'il convient de la diriger sur un service spécial.

Ne serait-il pas plus rationnel de commencer par l'y placer ? Tout délai expose à perdre un temps précieux et irréparable.

Souvent nous avons élevé la voix pour combattre ces habitudes, et l'administration s'est empressée de renouveler ses instructions pour recommander une médication immédiate. Espérons que cette prudence finira par être comprise, et qu'un temps perdu ne s'écoulera plus dans l'observation des salles provisoires.

Tous nos vœux se résument en faveur des meilleures chances de curabilité au moment de l'entrée, et sur ce point nous sommes loin de constater encore des conditions propices. C'est facile à démontrer.

Sur 204 malades présents au 1er janvier 1851, les deux tiers à l'entrée comptaient un minimum de trois à quatre années d'invasion.

Sur 68 admissions en 1851, nous avons reçu 42 sujets, soit les deux tiers en voie de chronicité, et 26 oblitérés avec idiotie, épilepsie ou démence.

Sur 62 admissions en 1852, nous avons eu 45 incurables, savoir :

9 malades provenant des hôpitaux de la marine ;

16 atteints d'idiotie, d'épileptie, de démence ;

10 rentrés après divers exéat;

10 décès fournis par les entrants de l'année.

M. le docteur PARCHAPPE, dans l'ouvrage important qu'il publie sur les services d'aliénés, établit que :

1/3 au moins des malades admis dans une année est absolument incurable. — Nous sommes bien au-dessous de cette évaluation. Il ajoute : que le nombre des curables existant simultanément dans un asile public représente à peine le dixième : — soit 23 pour un personnel de 230.

Cet inspecteur général ne doute pas que les Asiles d'aliénés doivent recevoir les cas d'oblitération ; qu'elle soit congéniale ou acquise, parce que les services publics doivent répondre à deux conditions de l'assistance publique, savoir :

Médication immédiate pour les curables ;

Refuge pour les incurables qui pèsent sur l'ordre public.

Cette opinion présentée avec tant d'expérience et d'autorité se rapporte parfaitement à la position de notre service, et justifie la difficulté avec laquelle on n'arrive à réaliser les exéat que dans le rapport moyen de 1 sur 7.

### 2° SORTIES.

Si nos préjugés retardent la médication de la folie, on retrouve le même défaut d'intelligence à l'égard des malades en traitement; — on précipite les résultats, on s'empresse de croire trop tôt à la guérison.

C'est une famille, c'est une commune qui réduisant la position du malade à une question de dépense, sollicitent l'exéat, si dans une visite rendue au malade, il apparaît calme, si on le trouve occupé.

On ne demande point au médecin si cette modification est inhérente au malade, ou le produit d'un régime tutélaire : delà toutes ces chances de rechute, si
le médecin n'a pas été libre d'opérer l'exéat au moment de sa conviction.

De 1826 à 1853, notre total de 894 malades a fourni
90 rechutes, environ un dixième. Sur 62 admissions en
1852, nous avons eu dix rentrants, c'est le même rapport.

Le nombre de 894 admissions a fourni, dans l'espace
de 26 années, — 357 *exéat, soit* 2 *sur* 5.

Ce rapport d'ensemble, prélevé sur une aussi longue période, s'abaisse à une moyenne de 1/10, 1/7,
suivant qu'il s'applique à telle ou telle année plus ou
moins surchargée des incurables échelonnés sur le passé.

Le séjour des sortants a varié sur une moyenne de 8
à 15 mois, et communément nous avons obtenu pendant

La première année de séjour, 1 exéat sur 6.
La deuxième année de séjour, 1 —— sur 7.
La troisième année de séjour, 1 —— sur 11.

Ces résultats sont en raison de l'état du malade à
l'entrée. Notre excellent confrère de Marseille, M. le
docteur Aubanel, a constaté :

1 guérison sur 1.49, après moins de 3 mois d'invasion.
1 guérison sur 8.53, après plus de 4 mois d'invasion.

Cette différence est énorme et devrait frapper les administrations communales, ne serait-ce que sous le rapport de leur budget; elles s'exposent à entretenir pendant vingt années, le malade qu'elles négligent de faire
soigner dès l'invasion, et cela dans la crainte de s'imposer une dépense immédiate qui aurait eu peu de durée : c'est-à-dire que pour la dépense d'un incurable

on eût guéri quarante personnes, en leur accordant un traitement de six mois.

L'expérience, dit Esquirol, démontre qu'il guérit autant d'aliénés dans le cours de la seconde que de la première année. S'il peut être permis d'ajouter une réflexion à cette décision d'un grand maître, nous dirons que les exéat opérés dans la première année de séjour ont fourni les trois quarts des rechutes.

En général, nous avons reconnu que le personnel entré dans le cours d'une période décennale se réduit au cinquième à la fin de la dixième année, alors que 4/5 se sont répartis, un peu plus sur les exéat, un peu moins sur les décès.

Le cinquième qui reste n'est-il pas composé d'incurables destinés à s'éteindre graduellement suivant le déclin propre aux lésions organiques ?

Malgré que les chances de curabilité soient en progression décroissante au-delà de la troisième année, il ne faut cependant pas toujours désespérer d'une maladie prolongée, car nous avons vu plusieurs guérisons survenir d'une manière inespérée, en voici un exemple :

Lorsqu'en 1830 nous commençâmes à coopérer au service de cet Asile, nous étions l'adjoint du docteur GOUIF-FÈS, condisciple de DUPUYTREN, ALIBERT et comme eux homme supérieur.

Il avait dû classer au rang des incurables un nommé B..., interdit, isolé depuis 7 ans et en proie presque tous les mois à de telles fureurs que dans l'un de ses accès, je le vis dévorer un petit chat qui jouait sur la fenêtre de sa cellule.

Ayant fini par m'apercevoir qu'au début de ces attaques il y avait souvent quelques vers dans les excrétions, nous vînmes à administrer de l'huile de ricin dans la huitaine qui précédait la période, et chaque fois il s'en suivait une masse de lombrics.

Voyant de mois en mois les accès s'affaiblir, les intervalles de calme se prolonger, nous prévînmes le docteur GOUIFFÈS de ce résultat ; il le trouva plein d'intérêt, s'y associa en soumettant le malade à diverses épreuves, et bientôt nous pûmes rendre à sa famille un bon ouvrier qui depuis n'a pas eu un seul jour de malaise.

B..., exerce encore à Quimperlé, sa profession de sabotier.

Malgré les apparences du rétablissement le plus satisfaisant, il peut arriver quelquefois que nous soyons exposé à de tristes déceptions. — Voici deux faits de l'année dernière :

Après avoir fortifié pendant un an toutes les facultés d'un bon jeune homme qui au milieu de nous se conduisait bien, nous le vîmes sortir plein de joie sous la conduite de son père qu'il aimait.

Eh bien, trois jours après sa rentrée dans la famille, il s'était pendu.

Depuis deux ans nous conservions un ancien chef de musique, pour lequel notre service était autant un refuge de bienfaisance qu'un lieu tutélaire de médication morale.

Après l'avoir soumis à bien des épreuves dont il n'abusa pas, car il allait faire sa partie au spectacle et dans les concerts, nous obtînmes pour lui une place de gagiste à 50 fr. par mois, à bord de la frégate la *Forte*.

En arrivant à Brest, M. C. s'enivra tellement qu'il mourut subitement d'apoplexie.

Il est encore une classe d'aliénés dont le public a de la peine à comprendre la position, je parle de la folie raisonnante ; ici les exemples abondent, je n'en citerai que deux.

Pendant 15 ans nous avons soigné à cet Asile M. L..., ancien notaire, auquel nous accordions de travailler chaque jour dans une étude où il rédigeait habilement les actes les plus difficiles.

On a essayé neuf fois de le mettre en liberté, et chaque fois au bout de quelques jours il a fallu le faire rentrer dans un tel état, qu'un nouveau traitement de trois mois suffisait à peine pour regagner ce qu'il avait perdu.

C'est à la suite d'une permission motivée pour affaires de famille aux environs de Quimper, que M. L... retomba dans un écart de régime et ne rentra que pour succomber à une congestion cérébrale.

Nous conservons encore un ancien maniaque qui, interterdit depuis 1832, nous est revenu dix fois d'office, sans compter plusieurs séjours à la maison d'arrêt.

C'est un sujet dont l'entendement paraît lucide au milieu de nous, mais dont la volonté livrée à ses erremens est tellement frappée d'aberration, qu'il est impossible de le tolérer dans sa famille et sa commune.

Le sieur L. C... est intelligent, il s'est de lui-même donné l'aptitude d'un bon horloger.

3° DÉCÉDÉS.

Le personnel de 894 aliénés a fourni 307 décès, soit environ $^1/_3$. Ce rapport de 27 années varie suivant que pendant cette période on le prélève sur telle ou telle année, il fut :

En 1847, de 1 sur 4.

En 1852, de 1 sur 14.

L'expérience nous démontre que si pendant une période

de 6 à 7 ans, comme celle de 1840-46, la mortalité s'est maintenue suivant une moyenne de 1 sur 15, elle est sujette à s'élever d'une manière insolite dans l'année qui suit la période de calme, c'est-à-dire que l'on paie les dettes du passé.

Ainsi sur 57 décès en 1847,

Six seulement avaient moins d'un an de séjour.

Vingt-cinq végétaient depuis une moyenne de 15 années, et en général la moyenne du séjour était de 5 ans $^1/_2$.

Après 1847 s'est écoulée une nouvelle période de calme, les décès se sont abaissés en 1852, à $^1/_{20}$ sur le personnel échelonné à cet Asile depuis 1826. — Nous devions donc prévoir pour 1853 une mortalité plus élevée, alors que depuis quelques années les placements d'office n'introduisent que des sujets débilités. La mortalité a été de $^1/_{10}$ sur les malades entrés en 1852.

En résumé sur 307 décédés,

$^1/_6$ a séjourné de 5 à 20 ans.

$^1/_3$ a séjourné de 2 à 5 ans.

Sur l'autre moitié ayant disparu dans le cours de la première année de séjour, 18 ont succombé dans le premier mois et deux dans la première journée.

Le cours des saisons a-t-il eu de l'influence sur les admissions, sorties ou décès ? — Le tableau suivant répond à cette question.

| Période 1826-1852. | *Admissions.* | *Sorties.* | *Décès.* |
|---|---|---|---|
| 1ᵉʳ Trimestre, | 189 | 98 | 70 |
| 2ᵉ Idem. | 274 | 58 | 73 |
| 3ᵉ Idem. | 261 | 120 | 75 |
| 4ᵉ Idem. | 170 | 81 | 89 |
| Totaux.... | 894 | 357 | 307 |

C'est-à-dire, que les

*Deux-tiers des admissions ont eu lieu de mars à septembre ;*

*Que si les premiers et troisièmes trimestres ont compté plus d'exéat, on le doit à l'exécution de l'article 20 dans le cours des mois de janvier et de juillet;*

*Que la mortalité s'étant graduée faiblement de janvier à décembre, c'est dans le quatrième trimestre qu'elle a prédominé.*

## AUTOPSIES.

Une étude essentielle dans un service comme le nôtre, est celle des sujets qui succombent; il importe de se rendre un compte exact des altérations pathologiques mises en regard des observations faites sur l'état physico-moral.

Pour faciliter cette étude, nous avons fait imprimer des feuilles divisées en six sections, subdivisées en une série de titres qui nous forcent à procéder dans le même ordre et à ne rien oublier.

La tête de chaque feuille relate les nom, âge, profession, dates d'invasion, d'entrée, de la maladie mortelle, de la durée du séjour et du déclin.

Les six sections analysent, l'habitude extérieure, — la céphalométrie, — les méninges, l'encéphale, — les viscère sthoraciques et abdominaux.

Ces feuilles, par la disposition des titres, nous permettent d'établir rapidement ce qui doit être noté; c'est au moment de l'examen que, sous notre dictée, M. Billon en écrit les impressions, M. Picart est chargé de mesurer et de peser.

En procédant ainsi nous avons réuni 300 feuilles; un moment viendra où, portant de nouvelles réflexions sur ce livre, nous nous efforcerons d'en déduire quelques corollaires applicables à l'oblitération et l'aberration de l'esprit, sujet mystérieux sur lequel il convient que chaque observateur dise ce qu'il a pensé ; c'est un devoir consciencieux qui ne saurait être négligé dans la position qui nous est confiée.

## RÉSULTATS STATISTIQUES.

La population des cinq arrondissements du Finistère est de 617,000 âmes et se trouve ainsi répartie :

Arrondissements de
- Quimperlé ..... 45,000
- Châteaulin . ... 105,000
- Quimper ....... 116,000
- Morlaix ........ 147,000
- Brest .......... 204,000

617,000

Cela posé, commençons par établir dans quel rapport chaque arrondissement, eu égard à sa population, a pris part au mouvement de notre service depuis 1826.

### 1ᵉʳ TABLEAU.

|  | Sur 894 admissions, | 357 sorties, | 307 décès, |
|---|---|---|---|
| Quimper y a contribué pour | 1/3 | 1/2 | 1/4 |
| Brest — | 1/4 | 2/9 | 1/3 |
| Morlaix — | 1/6 | 1/8 | 1/5 |
| Châteaulin — | 1/9 | 1/7 | 1/18 |
| Quimperlé — | 1/30 | 1/21 | 1/36 |
| Les malades étrangers au Finistère y ont contribué pour............ | 1/8 | 1/10 | 1/6 |

(L'arrondissement de)

Pourquoi Brest, avec la supériorité de son arrondissement, a-t-il fourni moins d'entrées et de sorties, et plus de décès ?

*C'est que les hôpitaux de la marine gardent leurs aliénés, lesquels rendus à leurs communes ne nous reviennent qu'à l'état chronique.*

C'est que les familles de cet arrondissement, avant les ressources actuelles de l'Asile de Quimper, avaient pris l'habitude de placer leurs malades hors du Finistère.

Pourquoi l'arrondissement de Quimper, plus faible en population que les arrondissements de Brest et de Morlaix, a-t-il fourni le tiers des entrants ( deux fois plus que Morlaix), la moitié des exéat (quatre fois plus que Morlaix) et seulement un quart des décès?

C'est que l'Asile placé au centre de l'arrondissement de Quimper, a reçu directement ses malades, sans qu'ils aient eu à passer par les dépôts intermédiaires qui, dans les autres arrondissements, attardent l'entrée et aggravent les symptômes.

C'est que le bénéfice d'une médication immédiate a été mieux et plus facilement apprécié dans l'arrondissement de Quimper, où les malades sont arrivés dans de meilleures conditions, démontrées par la moitié des guérisons et le quart des décès.

Si les arrondissements de Châteaulin et de Quimperlé semblent avoir eu moins d'aliénés, c'est qu'ils gardent leurs malades tant qu'ils peuvent être tolérés. — Le premier de ces arrondissements est celui qui a présenté le plus d'aliénés homicides.

Examinons maintenant dans quel rapport nosographique chaque arrondissement a fourni ses malades.

2ᵉ TABLEAU.

| Arrondissements de | Admissions. | Démence. | Manie. | Monomanie. | Épilepsie. | Idiots imbécilles. |
|---|---|---|---|---|---|---|
| Quimper... | 268 | 1/6 | 1/2 | 1/8 | 1/13 | 1/8 |
| Brest....... | 245 | 1/3 | 1/3 | 1/15 | 1/19 | 1/6 |
| Morlaix..... | 157 | 1/5 | 1/2 | 1/15 | 1/19 | 1/4 |
| Châteaulin. | 92 | 1/10 | 1/2 | 1/11 | 1/46 | 1/4 |
| Quimperlé. | 31 | 1/10 | 1/2 | 1/8 | 1/31 | 1/3 |

Ce deuxième tableau confirme les corollaires du premier.

Si Brest a fourni deux fois plus de déments, et Morlaix deux fois plus d'imbécilles que Quimper, c'est que dans les arrondissements du Nord on a laissé dégénérer en oblitération acquise des cas primitifs d'aberration qui auraient pu s'améliorer sous l'influence d'une médication immédiate.

C'est ainsi que les arrondissements de Châteaulin et de Quimperlé ont, comparativement à Quimper, adressé deux fois plus de ces cas d'oblitération.

3<sup>e</sup> TABLEAU.

| Arrondissements de | Sorties. | Démence. | Manie. | Monomanie. | Epilepsie. | Idiots imbécilles. |
|---|---|---|---|---|---|---|
| Quimper... | 135 | » | 3/4 | 1/6 | 1/48 | 1/17 |
| Brest....... | 78 | 1/16 | 3/4 | 1/9 | 1/26 | 1/26 |
| Châteaulin. | 52 | 1/17 | 3/4 | 1/25 | » | 1/6 |
| Morlaix..... | 45 | » | 3/4 | 1/5 | 1/45 | 1/45 |
| Quimperlé. | 12 | 1/11 | 5/6 | 1/12 | » | 1/12 |

Les rapports fournis par la démence, l'épilepsie, l'oblitération etc., n'expriment que des sorties sollicitées pour simple modification des sujets.

Sous le point de vue curatif, la manie est le type le plus favorisé; sur 4 entrants il a été possible d'en faire sortir 3, ce résultat s'est répété dans les cinq arrondissements.

Le rapport donné par la monomanie indique que cette affection, plus sujette à récidiver, est aussi plus difficile à guérir.

#### 4ᵉ TABLEAU.

| Arrodissements de | Décès. | Démence. | Manie. | Monomanie. | Epilepsie. | Idiots imbécilles. |
|---|---|---|---|---|---|---|
| Brest....... | 97 | 1/2 | 1/16 | 1/32 | 1/14 | 1/3 |
| Quimper.... | 74 | 1/2 | 1/32 | 1/12 | 1/6 | 1/6 |
| Morlaix..... | 64 | 1/2 | 1)9 | 1/21 | 1/32 | 1/3 |
| Châteaulin... | 17 | 1/17 | 1/4 | 1/16 | 1/17 | 1/2 |
| Quimperlé... | 8 | 3/8 | 1/8 | » | 1/8 | 1/2 |

Les arrondissements de Brest et Morlaix ont perdu la moitié de leurs démens, le tiers de leurs idiots ou imbécilles.

Sur ces derniers, la mortalité a également frappé la moitié dans les arrondissements de Châteaulin et de Quimperlé.

Ces résultats démontrent combien à l'entrée il y avait d'énervation dans ces deux catégories de malades.

Cet abaissement physique a été moindre pour les idiots-imbécilles dans l'arrondissement de Quimper, qui n'en a perdu qu'un sixième au lieu de la moitié ou du tiers.

Si dans ce dernier arrondissement les décès n'ont été pour la manie que de 1 sur 32, au lieu de 1 sur 16, sur 8, 9 et 4 dans les arrondissements de Brest, Morlaix, Quimperlé et Châteaulin, on ne peut en trouver la raison que dans les conditions physico-morales 2, 4 et 8 fois plus favorisées par des admissions plus immédiates.

#### 5ᵉ TABLEAU.

| Période 1826-52. | ARRONDISSEMENTS DE | | | | | | |
|---|---|---|---|---|---|---|---|
| | Quimper. | Brest. | Morlaix. | Châteaulin. | Quimperlé. | Etrangers. | Total. |
| Admissions..... | 268 | 245 | 157 | 92 | 31 | 101 | 894 |
| Sorties......... | 135 | 78 | 45 | 52 | 12 | 35 | 357 |
| Décès. ........ | 74 | 97 | 64 | 17 | 8 | 47 | 307 |
| Restés en traitement, Au 1ᵉʳ janvier 1853. | 59 | 70 | 48 | 23 | 11 | 19 | 230 |
| Proportion ..... | 2/7 | 1/3 | 1/4 | 1/4 | 1/3 | 1/5 | |

Le 5ᵉ tableau démontre que :

1° L'arrondissement de Brest ayant une population presque double de l'arrondissement de Quimper, a fourni comparativement :

Moins d'entrants, 245 au lieu de 268.

Moins de sortants, 78 au lieu de 135.

Plus de morts, 97 au lieu de 74.

Plus de malades restés en traitement, 1/3 au lieu de 2/7.

2° L'arrondissement de Morlaix avec 51,000 âmes de plus que celui de Quimper, présente en fait de curabilité des résultats inférieurs à ceux que donne l'arrondissement de Quimper.

Les démonstrations statistiques fournies par l'expérience de 26 années, justifient tout ce que nous avons avancé sur tant de desiderata en faveur de la curabilité, sur les causes essentielles qui lui ont été propices ou nuisibles.

On aurait pu obtenir des cinq arrondissements, des conditions de même valeur si les placements avaient été moins attardés, moins affectés de chronicité.

Les malades étrangers au Finistère ont fourni les 1/8 des admissions, 1/10 des exéat, 1/6 des décès.

Si l'on déduit ces étrangers, le total 894 s'abaisse à 793 et même si l'on tient compte des sujets qui de nos arrondissements sont rentrés plusieurs fois, le total de la période peut s'abaisser à 700, soit pour 25 années une moyenne de 28 admissions, ce qui démontre que depuis son ouverture le service de cet Asile n'a pas eu un mouvement corrélatif avec la population du département, dont la moitié des communes ne nous a fourni aucun malade pendant plus de 20 ans.

## RÉCAPITULATION

### OU NOSOGRAPHIE MENTALE APPLIQUÉE AUX CINQ ARRONDISSEMENTS.

| A. — ADMISSIONS. | ARRONDISSEMENTS DE | | | | | Etrangers au dé- partement. | Totaux. |
|---|---|---|---|---|---|---|---|
|  | Brest. | Morlaix. | Quimper. | Châteaulin | Quimperlé. |  |  |
| Démence. . . . . . . | 72 | 31 | 41 | 9 | 3 | 28 | 174 |
| Manie. . . . . . . . . | 106 | 71 | 139 | 49 | 14 | 43 | 432 |
| Monomanie. . . . . | 16 | 10 | 35 | 8 | 4 | 10 | 83 |
| Epilepsie. . . . . . . | 13 | 8 | 20 | 2 | 1 | 6 | 50 |
| Idiots imbécilles. . | 38 | 37 | 33 | 24 | 9 | 14 | 155 |
|  | 245 | 157 | 268 | 92 | 31 | 101 | 894 |

### B. — SORTIES.

| | Brest. | Morlaix. | Quimper. | Châteaulin | Quimperlé. | Etrangers au dé- partement. | Totaux. |
|---|---|---|---|---|---|---|---|
| Démence. . . . . . . | 5 | » | » | 3 | » | 3 | 11 |
| Manie. . . . . . . . . | 58 | 34 | 102 | 38 | 10 | 28 | 270 |
| Monomanie. . . . . | 9 | 9 | 21 | 2 | 1 | » | 42 |
| Epilepsie. . . . . . . | 3 | 1 | 4 | » | » | » | 8 |
| Idiots imbécilles. . | 3 | 1 | 8 | 9 | 1 | 4 | 26 |
|  | 78 | 45 | 135 | 52 | 12 | 35 | 357 |

### C. — DÉCÈS.

| | Brest. | Morlaix. | Quimper. | Châteaulin | Quimperlé. | Etrangers au dé- partement. | Totaux. |
|---|---|---|---|---|---|---|---|
| Démence. . . . . . . | 57 | 31 | 40 | 1 | 3 | 25 | 157 |
| Manie. . . . . . . . . | 6 | 7 | 4 | 4 | 1 | 14 | 36 |
| Monomanie. . . . . | 3 | 3 | 6 | 2 | » | » | 14 |
| Epilepsie. . . . . . . | 7 | 2 | 11 | 1 | 1 | 5 | 27 |
| Idiots imbécilles. . | 24 | 21 | 13 | 9 | 3 | 3 | 73 |
|  | 97 | 64 | 74 | 17 | 8 | 47 | 307 |

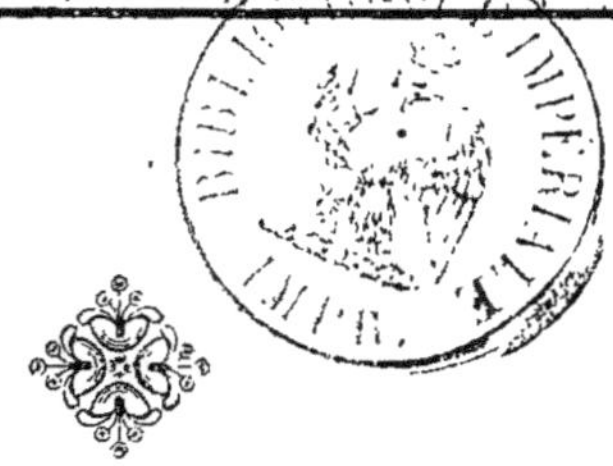

# HABITUDES RÈGLEMENTAIRES

## DU SERVICE INTÉRIEUR (*).

### LEVER.

### I.

A cinq heures du matin, l'*Angelus* sonne à la chapelle, la diane battue dans les cours, annonce le lever des employés.

A cinq heures un quart, un premier son de cloche est donné par l'un des veilleurs pour clore le service de nuit, pour le lever des malades, et le rendez-vous à leur poste des infirmiers chargés de services spéciaux, — concierge, cuisiniers, surveillants de la salle de garde, etc.

### II.

Les infirmiers de section surveillent en silence l'habillement des malades, la tenue des lits, la propreté des tables de nuit, etc.

Les infirmier-major, aide-major, et chef de clinique recueillent le rapport des veilleurs, reconnaissent les malades ayant besoin d'attendre au lit la visite du médecin.

Les malades étant habillés, chaque infirmier fait aérer, approprier, et récite la prière du matin.

(*) Les mouvements du service intérieur varient matin et soir suivant la saison, nous admettons ici celle de l'été du 1ᵉʳ mai au 30 septembre.

A cinq heures trois-quarts , chaque infirmier, au deuxième coup de cloche, met en rang sa section, et sans bruit la conduit au rez-de-chaussée où l'on se distribue l'appropriement général.

VISITE MÉDICALE.

### III.

A six heures, l'économe, premier agent de surveillance, accompagné de MM. les chefs de clinique et infirmier-major, se rend au cabinet du directeur-médecin.

L'aide de clinique présente le rapport sur le service de jour de la veille, et celui de la nuit dernière.

Après un conseil privé sur les principaux faits, ils procèdent, et dans l'ordre suivant, à la visite :

1° De l'infirmerie clinique,
2° Des malades restés alités dans les dortoirs,
3° Des impotents sur la ligne sud,
4° Des sujets isolés sur les cellules de la ligne nord,
5° De la division réunie sous les galeries,
6° Du pensionnat.

### IV.

A six heures un quart, les infirmiers étant à la salle de garde, un troisième son de cloche annonce la revue et le déjeûner.

Les tambours battent le rappel.

Les malades s'alignent sous les galeries, sur deux rangs à deux pas de distance, par section de cinq de front, le premier ou chef de file étant servant et guide des quatre autres.

## V.

Pendant que la visite médicale s'opère sur les quatre premières séries, les infirmiers procèdent à une revue préparatoire, à l'effet de distribuer des brosses pour s'approprier, et de rectifier la tenue de chacun.

On examine la propreté de la tête, des mains, de la coiffure, de la chaussure ; les chaussons ne doivent point être acculés, les pantalons tomber trop bas, les gilets-vestes et blouses doivent être boutonnés et garantir le col.

Les infirmiers prennent des notes sur les besoins de chacun, afin d'en aviser l'économe qui, lui-même, par quinzaine, passe une inspection de l'habillement.

Pendant cette revue des infirmiers, un serveillant fait l'appel. — On répond pour les sourds, les muets, les absents.

## VI.

Les tambours annoncent l'arrivée du directeur-médecin et de ses auxiliaires. — Les infirmiers viennent les recevoir et les suivre pendant la revue du médecin, qui varie pour chacun les conseils, l'encouragement ou l'admonestation.

Les malades dont on est mécontent sont isolés pendant la visite et placés au piquet.

Pendant cette revue a lieu la distribution du déjeûner. Le pain étant porté sur les deux lignes, chaque chef de file appelle et sert ses quatre hommes.

## VII.

Après cette inspection, les tambours battent l'ordre.

Les infirmiers se réunissent autour du directeur-médecin, qui après avoir interrogé chacun sur les intérêts du service, donne les ordres qui régleront les travaux de la journée.

L'infirmier-major ayant fait rompre les rangs, les infirmiers ordinaires déjeûnent à la salle de garde.

### VIII.

Après la revue du pensionnat et des offices où l'on examine le pain, la viande, les pesées, etc., la visite médicale se termine au bureau de l'économe.

Le médecin-directeur arrête les écritures des feuilles diététiques, de la balance de régime, des relevés devant régler chaque office.

### TRAVAIL.

### IX.

Le travail des malades dure de trois à quatre heures le matin et autant le soir. — Ce temps est scindé par une halte de 30 minutes. — Le dernier quart-d'heure est consacré à l'appropriement des effets et des instruments.

Les ateliers composent cinq divisions qui s'utilisent :

1° Dans les offices, dortoirs, réfectoires, salles de bains, au service des eaux, à l'appropriement local et général;

2° Aux ouvrages de tisserands, cordonniers, tailleurs, au service de la lingerie, etc.;

3° Aux travaux de menuiserie, tournage, charpentage, au débit du bois de chauffage, etc.;

4° Au jardinage et à la culture ;

5° Aux ateliers de terrassement.

### X.

Les oisifs sont classés et distraits dans les lieux de réunion. — Quand le temps est beau, il sortent en rang avec un tambour, et avant les repas, font matin et soir une promenade de trois-quarts d'heure environ au milieu des jardins et dans le parc.

## REPAS.

### XI.

La cloche d'appel ayant averti, les tambours battent le rappel un quart-d'heure avant les repas, ramènent en rang les travailleurs, les oisils en promenade et reconduisent la colonne aux réfectoires.

Chaque table a dix couverts avec nappes, cuillers, fourchettes, couteaux, salières, pots d'abondance, sous la surveillance d'un infirmier.

On y sert deux soupières ayant chacune trois litres de bouillon pour 500 grammes de pain, et un plat de viande de 1,250 grammes, produit par 2,500 à l'état cru.

### XII.

Après le *Benedicite*, un coup de sonnette annonce le service de chaque plat.

Deux chefs de file servent la soupe. — Le premier sert la viande ou les autres plats composant le régime du jour; les infirmiers distribuent le pain à la main, font observer le silence, la propreté, une égale répartition.

Les personnes régimées aux 3/4, 1/2, 1/4, composent des tables particulières.

Après l'action de grâces, le tambour annonce le dîner des infirmiers et ouvriers.

RÉCRÉATIONS.

## XIII.

On se repose une demi-heure après déjeûner, une heure après dîner, une heure et demie après souper.

On ne fume que dans les cours et pendant les récréations.

Les malades et infirmiers ont à leur disposition des jeux de boules, quilles, tonneau, cartes, dominos, damiers, etc.

Quand le temps est mauvais et qu'il faut se maintenir à l'intérieur, un orgue portatif distrait le personnel.

Dans la belle saison on fait des promenades aux environs dans la campagne. — La colonne marche militairement.

Il est souvent donné des soirées de jeux, dans les salons du pensionnat.

PENSIONNAT.

## XIV.

Les habitudes du pensionnat présentent quelques variantes. Les lever et coucher ont lieu un peu plus tard, les repas sont servis à neuf heures et cinq heures.

On alterne dans la journée les moments consacrés aux grandes et petites promenades, à des travaux de jardin, à la salle d'études, munie de livres et de journaux.

La soirée est occupée par des jeux, des conversations, ou lectures à haute voix. — Deux fois par semaine on fait la poule.

Les familles s'abonnent pour des leçons de dessin ou

de musique., pour des promenades en voiture, et entretenir un surveillant spécial près de leurs malades.

SERVICE DES BAINS.

## XV.

Il est donné par quinzaine un bain général par série de 60 par jour. — Cette mesure d'hygiène suit ordinairement les travaux de fatigue, et précède le change de linge dans les dortoirs.

Les bains prescrits par le médecin, se donnent à toute heure et ont lieu régulièrement dans l'après-midi de une heure à trois pour le pensionnat, et de trois à cinq pour les indigents.

BUREAUX ET MAGASINS.

## XVI.

Les bureaux sont ouverts depuis le commencement de la visite médicale jusqu'à neuf heures du matin; de dix à onze heures et demie, de une heure à cinq de l'après-midi.

L'économe, avant la visite médicale, livre les viandes aux deux offices. — Il reçoit les fournisseurs au magasin de huit à neuf heures du matin, et à six heures du soir il fait sa livraison du lendemain.

VISITES ET RÉCEPTIONS.

## XVII.

On est reçu pour affaires de l'établissement, par l'économe, de onze heures et demie à midi, par le directeur-médecin, de neuf à dix heures et de une heure à deux.

Le concierge reçoit les visites pour :
*Infirmiers*, — de midi et demi à une heure ;
*Indigents malades*, — une heure à deux ;
*Pensionnaires*, — de deux à trois heures.

De trois à quatre heures, il reçoit les personnes auto-risées à visiter le service intérieur. — N'y sont point ad-mis les femmes et les enfants.

Chaque visite ne peut durer plus d'une demi-heure, un surveillant assiste à toute visite, personne ne peut parcou-rir l'intérieur sans être accompagné.

PRIÈRE ET COUCHER.

**XVIII.**

Un son de cloche annonce la prière générale du soir, suivie d'une lecture dans la *Vie des Saints*, texte breton.

Le coucher suit la prière.

Les malades, classés par sections de dortoirs, se retirent en rang sous la conduite de leur infirmier, en suivant les lignes qui leur sont affectées.

On ne monte aux dortoirs que sur les chaussons de cuir, les sabots restent déposés au rez-de-chaussée.

De même au pensionnat, toutes les fois que l'on y ren-tre, on échange la chaussure qui sert au dehors contre celle de l'intérieur.

Chaque malade plie ses effets, et ne les dépose jamais sur les lits.

Chaque infirmier veille au change du linge ; à son transfert au dépôt, il en rend compte.

Les corridors et dortoirs sont éclairés la nuit.

Pendant le mouvement du coucher, les infirmiers chefs font une ronde. — Les tambours battent la retraite dans

les cours. — Dès lors silence partout, on ne parle plus
qu'à voix basse, le service des veilleurs commence, ils
marchent sans bruit sur des chaussons.

APPEL.

## XIX.

A l'issue du coucher, un coup de sonnette annonce
l'appel. Cette réunion de tous les employés a lieu à la
salle de garde, sous la présidence du directeur ou de l'é-
conome, qui notent les observations présentées sur la position des malades, et renouvellent les instructions moti-
vées par le cours des affaires.

Lecture est donnée des dispositions réglementaires prises
par le directeur-médecin et consignées sur un registre
d'ordre.

On termine l'appel par la rédaction du rapport à présenter le lendemain matin au directeur-médecin.

L'économe peut accorder à deux ou trois infirmiers une
sortie de deux heures après l'appel.

Pendant la soirée, les infirmiers réunis à la conciergerie peuvent s'y livrer à des jeux tranquilles.

SERVICE DE NUIT.

## XX.

Après l'appel, l'infirmier-major donne ses consignes et
le chef de clinique ses prescriptions.

Les veilleurs font, à tour de rôle, des rondes de demi
en demi-heure. — Les portes de cellules étant à claire-
voie et celles des dortoirs à vitrage, ils peuvent à chaque

instant, sur les corridors et vestibules qui sont éclairés, s'assurer de la position générale et individuelle.

Chaque dortoir est d'ailleurs dominé par des surveillances, où couchent les infirmiers de section, en correspondance avec les veilleurs à l'aide de sonnettes.

Un veilleur supplémentaire est toujours placé près d'un malade en danger.

Il est alloué à chaque veilleur une ration de pain et de vin, avec beurre, lait ou bouillon.

A l'issue de la veillée il est accordé trois heures de repos aux veilleurs.

## SERVICE SPIRITUEL.

## XXI.

Les dimanches et jours fériés, l'Aumônier dit la messe à la chapelle et s'entend avec le Directeur pour les heures et la célébration des offices.

L'orgue joue pendant l'office, les tambours battent à l'élévation.

Aux grandes fêtes la messe est chantée par les choristes avec accompagnement.

Les vêpres sont dites à une heure et sont suivies de la bénédiction aux grands jours fériés, à la fête patronale et pendant la semaine de l'octave.

## XXII.

La cloche de la salle de garde, annonce l'arrivée de l'Aumônier.

Immédiatement les tambours battent le rappel et au deuxième son donné par la cloche de la chapelle, la division se met en marche, tambours battant, les infirmiers en serre-file.

L'Aumônier confesse tous les samedis à la chapelle, visite les malades alités et administre les secóurs spirituels.

Les infirmiers en permission sortent à tour de rôle à l'issue de la messe jusqu'à l'heure de l'appel.

## XXIII.

Les cérémonies funèbres ont lieu à la chapelle Saint-Athanase ; aucun indigent n'est inhumé sans cercueil et ensevelissement ; son convoi se compose de 12 hommes en tenue de deuil et de deux infirmiers.

Tout le personnel des employés et convalescents assiste au convoi des infirmiers. — L'Asile élève une croix sur leur tombe et leurs noms sont inscrits à la chapelle sur des tables mémoratives.

RAPPORT.

## XXIV.

La feuille quotidienne du rapport présenté chaque matin au Directeur-Médecin sur le service de jour et de nuit pendant les 24 heures qui viennent de s'écouler , résume tous les faits suivants :

1° Noms des veilleurs et de leurs auxiliaires pris dans le rang des convalescents.

2° Noms des malades ayant de jour ou de nuit subi des attaques d'épilepsie, ou reçu des affusions.

3° Noms des nouveaux malades à régimer et à placer à l'infirmerie, de ceux qui ont été gâteux ou violents, avec indication des articles qu'ils ont dégradés.

4° Noms des malades à l'infirmerie , en cellules , alités sur la ligne sud.

5° Le nombre des places vacantes dans toutes les sections.

6° Le nombre des malades en dortoirs , mangeant aux réfectoires, ayant reçu des bains de divers genres.

7° Les communications des malades avec leurs familles, les lettres écrites par eux, ou reçues à leur adresse.

8° Le classement numérique des malades dans les ateliers.

9° Le nom des ouvriers externes ayant été occupés à l'intérieur avec indication de leur travail.

10° Le nom des personnes admises à visiter le service intérieur.

11° Les notes relatives à la rentrée des infirmiers.

12° Le nom des malades ayant demandé M. l'Aumônier, ayant participé aux sacrements, ayant reçu les derniers secours spirituels.

13° Les notes météorologiques.

14° Les principaux faits notés à l'égard des malades ou du service intérieur.

Les feuilles quotidiennes de rapport sont brochées par cahiers trimestriels, et reliés en volume à la fin de l'année.

REVUE HEBDOMADAIRE.

## XXV.

Le dimanche après la messe, le Directeur-Médecin règle avec l'Économe :

1° Le livre de ses propositions sur les besoins de l'économie.

2° Les comptes d'ateliers pour le travail de la semaine,

la balance des articles réparés avec ceux qui ont disparu comme matériaux d'entretien.

3° Les cahiers tenus par les infirmiers et constatant les articles brisés ou dégradés, réparés sur le mobilier ou les bâtiments. — Le chauffage distribué par boîte de 10 centistères, le rapport des os avec la viande.

4° Les cartes hebdomadaires, à régler pour chaque office.

5° Les écritures terminées et à continuer, les comptes à régler etc. (*)

ÉCOLES.

### XXVI.

Il est donné par semaine dans le service intérieur trois leçons de plain-chant de 1 heure à 2. Une leçon de chant avec accompagnement d'orgue.

Cinq leçons de lecture et d'écriture avec catéchisme pour les jeunes malades.

----

(*) Dans ce coup d'œil sur les habitudes réglementaires du service intérieur, nous avons dû passer sous silence divers détails pour ne présenter que les faits pouvant avoir de l'intérêt. — Peut-être nous sommes-nous trop étendu.

# ÉTAT ACTUEL ET AVENIR DE L'ASILE.

Si en 1824, il fut naturel de n'avoir pu prévoir le développement que prendrait cet Asile dans le cours de trente années, on serait moins excusable aujourd'hui, si l'avenir du service n'était pas mieux calculé.

En 1840, l'effectif des malades était de 80; en 1850, de 170; au 6 janvier 1853, de 233. — Le service a donc doublé en dix ans, et depuis 1850, il s'est élevé d'un quart.

N'oublions pas les conditions suivantes :

La population du Finistère est de 617,000. Plus d'un tiers des communes ne nous a point adressé de malade depuis 1826. — Les relations de l'Asile sont nulles avec la marine. — Il serait naturel de voir le Morbihan s'allier au Finistère. — La rapidité des communications rend possibles les évacuations de malades que Paris prend l'habitude de placer dans les départements.

Il s'en suit donc que l'avenir de l'Asile, même dans un temps assez prochain, ne peut être limité à l'effectif actuel. M. le Ministre de l'intérieur, dans son instruction du 27 septembre 1850, après l'inspection de M. PARCHAPPE, a dit :

« *Il est deux questions, de la solution desquelles dé-*
« *pendent la conservation des avantages déjà obtenus,*
« *le développement et la prospérité de l'Asile, — je veux*

« *parler : de l'agrandissement du domaine agricole et de* « *l'augmentation du nombre de ses habitants.* »

Grâce à cette sollicitude, le premier de ces vœux se réalise en ce moment; quant à la deuxième question, nous nous sommes pénétré du même esprit :

« *On ne saurait se dissimuler,* continue Son Excellence, « *que ce serait pour la prospérité de l'Asile, et par con-* « *séquent l'intérêt du Finistère, un fait capital que l'é-* « *lévation de la population de l'Asile à un chiffre qui,* « *par un rapport véritablement normal, entre les frais* « *généraux et les dépenses de consommation, permettrait* « *d'obtenir au point de vue économique des résultats tout-* « *à-fait satisfaisants.* »

Le compte-rendu que nous présentons démontre toute la supériorité de ces réflexions. — Le service de l'Asile de Quimper, de 1826 à 1840 n'a suffi qu'à peine à ses besoins les plus limités, alors qu'il n'avait que 50 à 80 malades, — tandis que, depuis 1840, avec un tarif amoindri, mais avec un personnel qui a triplé, il a réalisé un développement remarquable.

Nous pensons donc que l'effectif de 300 malades ne tarderait pas à être obtenu, si toutes les communes du département prenaient part au service de l'Asile, si la marine adoptait avec nous le système suivi par la guerre, si le pensionnat recevait l'extension qui en doublerait la valeur.

Dans cette hypothèse, il y aurait augmentation de recettes en faveur de cette propriété départementale.

Malgré les probabilités de cet avenir prochain, bornons-nous ici à ne raisonner que la position actuelle, et voyons si telle qu'elle est, elle répond à tous les besoins pour un effectif réduit à 250 personnes et exigeant 300 lits.

Or, l'Asile, d'après sa distribution, permet-il cet aménagement d'une manière convenable? — Nous répondrons que, pour approcher de ce nombre, il nous faut tolérer deux dortoirs dans des greniers de 1 mètre 80 de hauteur, où l'on gèle en hiver autant qu'on y étouffe en été. Il existe donc dans le classement numérique un déficit de plus de quarante lits, et un état anormal qu'il est urgent de faire disparaître en complétant de meilleures conditions.

Mais, à part ce déficit dans les dortoirs, nous avons dit dans la description des édifices, que pour 230 personnes, nous n'avions que deux réfectoires ayant peu d'espace, et que pour une division aussi nombreuse, il eût fallu avoir au moins une salle de réunion, alors que partout ailleurs le classement méthodique en présente deux ou trois.

Il est donc obligatoire de se demander, aussi bien en faveur du présent que de l'avenir, comment faire pour satisfaire à l'urgence du service intérieur qui en ce moment a réellement besoin de deux dortoirs et d'une salle de réunion.

Il suffit d'examiner l'enclavement étroit qui nous limite au sud du deuxième plan, pour reconnaître sur ce point l'impossibilité de la moindre extension. — L'hospice voisin répète que, pour aucun prix, il ne peut concéder de terrain.

On pourrait élever un deuxième étage sur la cour de la chapelle, ce qui imprimerait un caractère plus monumental, tout en créant 100 places de plus, mais je ne puis prendre sur moi de le conseiller.

D'abord l'expérience signale beaucoup d'inconvénients à placer un service d'indigents sur un deuxième étage;

en second lieu, si le rez-de-chaussée tel qu'il est n'a pas assez de développement, comment, sans pouvoir l'agrandir, y entasser 100 personnes de plus?

Vu ces impossibilités, nous nous demandons depuis longtemps si l'Asile étant favorisé par l'adjonction de six hectares, ne doit pas étudier l'évolution de son troisième plan, du côté de cette extension.

Les réflexions que chaque jour nous méditons sur un sujet aussi important pour l'avenir, nous porte de plus en plus à penser :

Qu'il faut laisser tels qu'ils sont les premier et deuxième plans de l'Asile, ayant coûté tant de peine ; qu'il faut les considérer comme ayant atteint leur état normal, sauf quelques rectifications de détail ;

Et que, relativement à l'évolution du troisième plan destiné à compléter l'Asile, tant pour ses besoins actuels que pour garantir les prévisions de l'avenir,

Il faut reconnaître que la place privilégiée de ce plan est sur la ligne nord, entre le bâtiment actuel d'administration et la ferme qui, achetée le 30 avril dernier, nous sera livrée le 30 septembre prochain.

Le bénéfice de ce troisième plan serait :

1° De former une division destinée au service des indigents, à l'effet d'y classer les plus curables, l'élite des travailleurs, de les retirer du pêle-mêle de notre parallélogramme, premier plan, parce que cette confusion, malgré nos résultats, ne peut être érigée en principe.

2° De doubler le service des pensionnaires en lui affectant le bâtiment actuel d'administration.

Si ce dernier dans sa construction se trouve parfaitement homologue au premier pensionnat c'est que dans notre projet de 1844, nous avions calculé la probabilité d'affecter un jour ces deux bâtiments au même service qui y trouverait les meilleures conditions de classement, et une manière d'être aussi confortable que dans les services les plus favorisés.

Dans cette hypothèse un nouveau bâtiment d'administration prendrait place entre le deuxième édifice du pensionnat et la nouvelle division des indigens. —Ce bâtiment relié à ces deux parties par une galerie couverte, se trouverait au centre de la propriété.

Malgré l'urgence des intérêts qui s'appliquent à l'état actuel du service intérieur, nous n'avons pas voulu cette année présenter de plan sur l'étude de ce projet ; nous avons pensé qu'après avoir consacré bien des années à corriger les errata du passé, nous devions nous borner aujourd'hui à exposer les desiderata de l'avenir, afin que l'Asile possédât un plan médité pour arriver graduellement à sa complète évolution, avantage qui en 1840 ne nous fut pas préparé, ou plutôt désavantage immense que nous ne voudrions pas léguer à ceux qui continueraient notre œuvre, s'il ne nous était pas donné d'y mettre la dernière main.

Dans son exposé près du conseil général de 1852, M. le Préfet du Finistère a dit :

« Si les travaux qui ont eu lieu n'ont pas encore réalisé « toutes les améliorations désirables, il n'y a pas à s'en « étonner le moins du monde.

« Cet Asile a subi toutes les circonstances malheureuses « qu'on éprouve chaque fois qu'on n'apporte pas à la con- « ception d'un projet toute la maturité qu'il exige, et que « ses dispositions ne sont pas en rapport avec l'importance « du but que l'on veut atteindre.

« Une économie mal calculée prépare de grands em-
« barras pour l'avenir. »

Nous partageons cette opinion émise avec autant de
justesse, et nos propres réflexions ne peuvent que se fondre
dans un jugement aussi vrai.

La valeur des faits accomplis depuis 1840, c'est d'avoir
substitué à l'état le plus défectueux des dispositions qui
seraient admises dans les meilleurs services, c'est de présenter pour garanties de l'avenir les preuves que nous lais-
serons dans le passé.

Nous ne demandons aujourd'hui que l'adoption du principe démontré par ce compte rendu pour achever cet Asile
dont les ressources augmenteront au fur et à mesure que
les conditions seront agrandies.

Ce principe étant adopté , nous présenterons, l'année
prochaine, une étude sur l'évolution du troisième plan dont
les lignes principales sont déjà si nettement tracées.

Les idées qui forment notre conviction sur un sujet constamment sous nos yeux, nous les soumettons à M. le Ministre de l'intérieur et à M. l'Inspecteur général , à M. le
Préfet et à MM. les Conseillers du département. Il leur
sera facile d'entrevoir qu'à la fin de l'entreprise la dépense
totale ne sera en définitive que ce qu'elle aurait dû être
au commencement, et que désormais cet Asile doit se placer au premier rang de la sollicitude administrative.

# CONCLUSIONS.

Les services d'aliénés sont partout en progrès.

Toutes les fois que profitant de quelques jours de repos nous nous instruisons à en visiter plusieurs, nous sentons, en nous reportant à l'époque où nous étions étudiant, la différence immense qui aujourd'hui distingue et relève tout ce qui touche aux aliénés, à la manière de comprendre leur médication qui contraste avec cet arriéré dans lequel on a végété.

Dans ce progrès, un de ceux qui a le plus contribué à l'étude de l'homme et de la vie morale, il faut reconnaître toute l'influence qui s'est heureusement produite par les dispositions de la loi de 1838, sans laquelle on serait encore bien attardé ; mais ce que je regrette, c'est que la mise en pratique de cette loi n'ait pas eu partout la même efficacité, malgré que dans son esprit elle s'applique à des maux qui malheureusement se répètent partout de la même manière.

Pourquoi n'a-t-elle point déterminé des circonscriptions favorables au développement des établissements, pour empêcher ici de petits services qui n'auront jamais d'importance et d'avenir, et là former d'heureuses agglomérations. L'exécution de la loi s'est donc trouvée abandonnée à la spéculation ou à l'esprit local, parce que rien n'a été prévu pour donner un peu d'indépendance aux ressources des établissements.

Il devait s'en suivre que la prospérité des services au lieu de découler des prévisions légales, dépendrait exclusivement de l'esprit qui viendrait à prédominer dans les conseils de département, et surtout du bonheur avec lequel chaque administration aurait rencontré un homme d'étude assez dévoué pour se consacrer d'une manière absolue à l'une des missions les plus difficiles.

Si un meilleur système avait été pratiqué depuis 1838, on eût obtenu sous le point de vue général de meilleures conditions, des services moins isolés, ayant plus de corrélations dans la manière de fonctionner ; ce fait contraste avec l'unité qui distingue en France les services de la même administration.

Pour obtenir partout des résultats de même valeur il eût fallu ne pas en amoindrir les chances par des ressources trop précaires.

Et d'abord pourquoi les faire dépendre des communes qui ne cherchant qu'à éviter une dépense momentanée, lui donnent une durée indéfinie par la seule habitude d'attarder le plus possible le placement des malades?

Il serait plus rationnel de prélever sur l'ensemble des communes d'un département, un fonds commun qui eût allégé la dépense de chacune, au lieu de ces quotités proportionnelles ne pesant que sur les communes qui sont forcées à l'entretien de quelques aliénés.

Peut-être sous l'empire de ce mode s'empresserait-on de réclamer dès l'invasion une médication immédiate, qui multiplierait les chances de guérison, diminuerait la durée du séjour, et par conséquent la dépense du département.

Cette opinion a été émise avant nous par notre confrère le docteur Dagonet, médecin du bel Asile de Stéphansfeld.

Ce que nous disons des communes a eu lieu en faveur des départements, et l'Asile de Quimper, serait encore au dernier rang de la médiocrité, sans l'assistance du deuxième fonds commun dont la suppression depuis 1848, a déjà bien enrayé tout ce qui reste à faire sur la plupart des services, pour activer une organisation à laquelle 27 départements n'ont point encore participé.

Quelques départemens tels que la Seine-Inférieure, les Bouches-du-Rhône, l'Yonne, etc., n'ont pas craint de s'imposer des dépenses considérables pour réaliser en peu de temps des dispositions complètes et de premier ordre, qui sur tant de points deviennent comme impossibles.

Pourquoi donc avoir supprimé ce fonds commun qui venait en aide à tant de départements pour y soutenir de généreux efforts qui ne laisseront pas que de s'amoindrir ? — N'est-ce pas avoir frappé d'une infériorité inévitable dans leur développement, bien des services qui aux yeux d'une loi providentielle sont destinés à la même infortune ?

Nous le répétons, il est regrettable qu'il n'ait pas été possible de généraliser une même organisation, au lieu d'avoir laissé chaque département suivre des voies différentes pour l'accomplissement de la loi.

Aussi ces conditions si peu homogènes ont-elles rendu comme impraticable l'application d'un règlement général, et auront-elles projeté un défaut d'harmonie sur les règlements particuliers.

Cette manière d'être, considérée sous le rapport de la science, ne doit pas lui avoir été favorable ; on est encore

à s'entendre sur le bénéfice d'une même classification nosographique, et l'on est loin d'avoir le même esprit d'inves-
tigation pour élucider notre pathogénésie : chacun fonctionne privé de ces communications qui atténuent l'isolement, et réveillent l'esprit d'étude toujours si disposé à
s'endormir.

Les grands établissements sont ordinairement ceux dont
l'évolution s'opère avec le moins de lenteur et le plus de
facilité ; leur réputation étant faite dès le début, on ne
craint pas de s'engager dans des dépenses considérables
parce que l'on a comme spéculé d'avance sur la certitude
des résultats.

Placés dans d'autres conditions, les services plus modestes n'ont pu se développer que partiellement, à force de
patience souvent moins préoccupée de l'œuvre même que
des difficultés suscitées par l'esprit local. — Ces travaux
toujours pénibles ont peu d'éclat, on y fait peu d'attention, et c'est là cependant que l'homme d'étude dépensera
une plus grande somme d'activité, malgré qu'il sente que
la valeur des résultats ne répondra jamais à celle des années
qu'il y consacre.

C'est dans ce deuxième ordre que nous avons été cir-
conscrit avec la seule ambition de contribuer dans notre
ville natale à l'accomplissement d'une œuvre de bien, à
laquelle tout étranger, avec moins de persévérance,
n'aurait pu apporter le même intérêt dans une sphère
aussi limitée.

Cependant fort de ses progrès, l'Asile Saint-Athanase a
de l'avenir, et peut devenir un des bons services de France.

Placé à plus de cinquante lieues de Nantes et de Rennes,
entre les ports de Brest et de Lorient, au sein d'une popu-

lation nombreuse, cet établissement intéresse les familles, le service de la guerre et de la marine, et sur un grand rayon, n'a aucune concurrence.

Cette position favorisée à laquelle, depuis longtemps, s'est intéressé M. le Ministre de l'intérieur sur les recommandations de MM. les inspecteurs généraux FERRUS et PARCHAPPE, mérite de ne pas rester imparfaite.

En 1840, après des sacrifices qui semblaient avoir été improductifs, avec la crainte de n'y ajouter que des compléments onéreux, il fut naturel de se restreindre; mais aujourd'hui la position n'est plus la même, l'avenir est mieux compris, et la continuation de l'œuvre se présente avec une certitude bien calculée qui devait manquer aux premiers errements que l'on a suivis sans expérience.

Après avoir entrepris des chemins et d'autres créations d'intérêt public, ne faut-il pas y revenir chaque année au fur et à mesure des ressources, à l'effet de les poursuivre jusqu'à leur parfait achèvement ? — Il en sera de même de cet Asile qu'il importe de terminer.

Le conseil général aimera à le classer au rang des services qui méritent de prendre part au bénéfice de l'emprunt contracté; et nous, fortifié par cet esprit de bienveillante confiance que l'on veut bien nous accorder, que nous serons toujours heureux de justifier, nous nous efforcerons de mettre la dernière main à cette œuvre de bien, de répéter pour l'avenir les résultats qui depuis 1840, ont été la récompense du devoir que nous nous sommes imposé.

M. le Préfet du Finistère et MM. les Conseillers du département nous sauront gré d'avoir historié sur cet Asile une période de vingt-six années; si, près d'eux et du ministère cette étude est prise en considération, mon but sera atteint, c'est là le premier mobile qui m'a porté à prendre la plume : en second lieu j'ai senti qu'il était temps, auprès de mes collègues et confrères, de faire preuve d'existence, et de présenter à leur indulgence une analyse bien succincte, dans le seul désir de payer mon tribut à cet échange de relations qui doit relier entre eux les travailleurs qui se consacrent à la même œuvre.

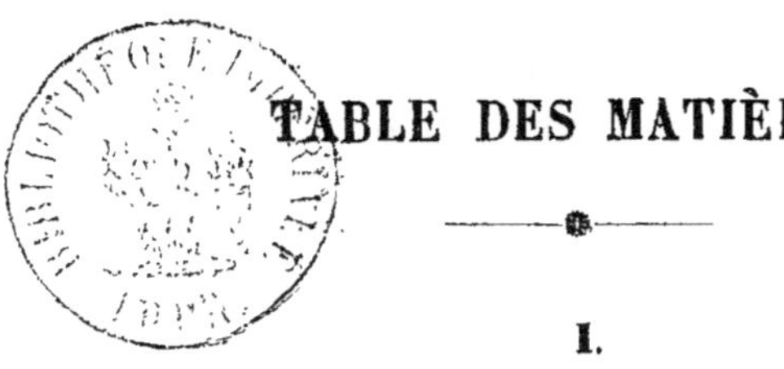

# TABLE DES MATIÈRES.

## I.



## II.



## III.

## XI.

## XII.



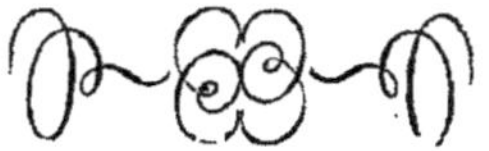